AF456315

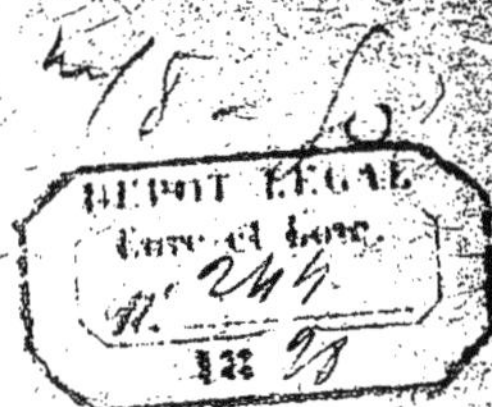

DE

LA CHALEUR EN THÉRAPEUTIQUE

ET

DES BAINS LOCAUX D'AIR SEC SURCHAUFFÉ EN PARTICULIER

PAR

Le Dr Georges SIMONOT

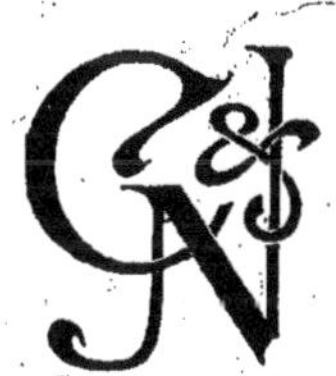

PARIS

GEORGES CARRÉ ET C. NAUD, ÉDITEURS

3, RUE RACINE, 3

1898

DE

LA CHALEUR EN THÉRAPEUTIQUE

ET

DES BAINS LOCAUX D'AIR SEC SURCHAUFFÉ

EN PARTICULIER

PAR

Le Dr Georges SIMONOT

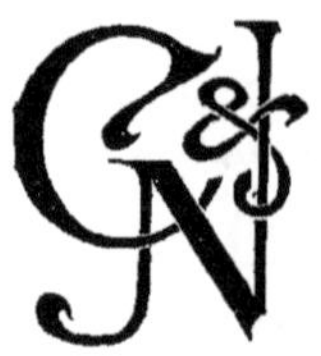

PARIS

Georges CARRÉ et C. NAUD, Éditeurs

3, rue racine, 3

—

1898

A LA MÉMOIRE DE MON PÈRE

A MA MÈRE

A MA GRAND'MÈRE

A MON FRÈRE

A MES PARENTS

A MES AMIS

A MON PRÉSIDENT DE THÈSE

M. LE PROFESSEUR LANDOUZY

MÉDECIN DE L'HÔPITAL LAENNEC
MEMBRE DE L'ACADÉMIE DE MÉDECINE
CHEVALIER DE LA LÉGION D'HONNEUR

INTRODUCTION

Le calorique dont la chaleur n'est qu'un effet a été de tout temps considéré comme un puissant agent thérapeutique : si nous remontons jusqu'à Hippocrate, nous trouvons déjà ses bons effets signalés à diverses reprises :

« *Le froid est l'ennemi des os, des dents, des parties nerveuses, de l'encéphale, de la moelle épinière, le chaud leur est favorable* ». (Aphor. 18°).

L'aphorisme 22° contient toute la thérapeutique par la chaleur :

« *La chaleur est suppurative dans les plaies, mais non dans toutes et fournit quand elle l'est un signe très important de salut; elle ramollit la peau, l'amincit, amortit la douleur, calme les frissons, les spasmes, les tétanos; elle est particulièrement utile dans les fractures des os, surtout quand ils sont dénudés et entre autres dans les plaies de tête; elle l'est dans tout ce qui par le froid se mortifie ou s'ulcère, ainsi que dans les herpès rongeants; et pour le siège, les parties génitales, la matrice, la vessie, à tout cela la chaleur est amie et décide les crises, le froid est ennemi et mortel* ».

Les anciens et surtout les Grecs ménageaient au-dessus de leurs habitations des espèces de plates-formes appelées *solaria,* où les personnes convalescentes, débiles, les scrofuleux, mais surtout les vieillards allaient recevoir de la Nature cette puissante médication ; les vieillards qu'Hippocrate qualifie si souvent de « *froids* et d'*humides* », « *senes parum habent calidi innati* ».

L'étuve sèche (bain sec gazeux, *hypocaustum, sudatorium, laconicum*) était très usitée dans l'antiquité.

Chez les anciens Egyptiens, l'étuve humide avait un but de prophylaxie, de plaisir et de délassement. Ils apportaient dans la construction et la décoration de ces lieux un luxe et une magnificence inouïs.

Les Romains accueillirent avec fureur les bains orientaux. On en comptait à Rome 855 publics, tous lieux de débauche.

Les *bains de sable* furent également recommandés par Celse, Dioscoride et Galien.

Ambroise Paré eut souvent recours à l'emploi de la chaleur ainsi qu'en témoigne le passage suivant :

« *Qu'il soit vrai en hiver, s'il survient plaie de tête, en la pansant et traitant faisons un air chaud par la réverbération de quelques fers échauffés auparavant au feu.* »

Malgaigne, dans sa thèse sur l'irrigation, commentant une observation du même auteur dit :

« Il s'agissait du marquis d'Avret qui, sept mois auparavant, avait reçu un coup d'arquebuse près du genou avec fracture de l'os. Entre autres accidents la cuisse était fort « *enflée, apostumée et ulcérée* » et la jambe « *fort tuméfiée et imbue d'un humeur pituiteux.* »

Pour combattre cette fâcheuse complication, Paré

fit appliquer autour de la jambe des *briques chaudes* sur lesquelles on jetait une décoction « *d'herbes nervales cuites en vin et vinaigre* » et sur la cuisse et la jambe à la fois il fit faire des fomentations d'une décoction de sauge, de romarin dans du vin blanc mélangé d'autres liquides. Il eut le bonheur de mettre son malade hors d'affaire dans l'espace d'un mois ».

Si nous arrivons au XIXe siècle, nous trouvons parmi les divers traitements basés sur l'emploi de la chaleur, un nouveau procédé qui eut vers 1840 un grand retentissement. Nous voulons parler de l'*Incubation* imaginée par J. Guyot. De nombreux travaux furent publiés sur ce sujet, et en 1847 le Pr Richet consacrait, à l'étude de cette nouvelle méthode, une grande partie de sa thèse d'agrégation intitulée :

« *De l'emploi du froid et de la chaleur dans le traitement des affections chirurgicales* ».

Voici quelles sont ses conclusions :

« 1° La chaleur est un des plus puissants moyens dont dispose la thérapeutique chirurgicale; son mode d'action direct est presque toujours la stimulation.

« 2° Si la chaleur agit dans des cas donnés comme débilitante, c'est indirectement par l'intermédiaire des fonctions organiques dont elle ralentit l'activité en les mettant dans les conditions les plus favorables à leur exercice.

« 3° Aussi l'action stimulante est-elle toujours rapide; l'action débilitante, au contraire, toujours lente à se produire.

« 4° Le procédé de l'incubation peut être regardé

comme le plus parfait pour obtenir l'action débilitante de la chaleur ; et la cautérisation pour produire l'action stimulante.

« 5° En raison de cette double propriété stimulante et débilitante, il n'est peut-être pas une seule affection chirurgicale dans laquelle on ne puisse employer la chaleur avec plus ou moins d'avantage.

« 6° L'énergie de cet agent thérapeutique rend son emploi dangereux soit comme moyen local, soit comme moyen général.

« 7° Le procédé de l'incubation me paraît devoir être restreint à un petit nombre de cas que l'expérience clinique et la théorie réunies devront déterminer. Il ne me semble pas d'ailleurs, en raison des difficultés d'une parfaite application, devoir être jamais d'un usage général ».

Tous nos grands cliniciens eurent recours à l'emploi de la chaleur d'une façon plus ou moins systématique : Lasègue en était grand partisan : « De tout temps les applications chaudes, sèches, vaporisées, humides, ont été un de nos moyens les plus puissants contre les affections rhumatismales », dit-il, dans ses Cliniques, et un peu plus loin : « Ma conviction est à présent que la température joue un rôle prépondérant ou du moins que les bains employés contre le rhumatisme noueux sont loin d'agir seulement par leur composition chimique ». — « Aucune médication balnéaire méthodique ne peut être opposée au rhumatisme noueux, si on n'y fait entrer au premier chef la température ».

C'est encore Lasègue qui nous dit :

« Les eaux minérales comme les bains agissent par leur température, j'allais dire exclusivement, mais pour faire une concession, je dirai *presque* exclusivement ; quelle que soit leur composition, elles sont toujours bonnes pour les rhumatisants lorsqu'elles sont assez chaudes. En voulez-vous quelques preuves ? — Regardez les eaux qui sont habituellement recommandées : des eaux alcalines... *chaudes* ; des eaux salines... *chaudes* ; des eaux ferrugineuses... *chaudes* (s'il y en a) ; des eaux sulfureuses... *chaudes* ; des eaux salino-sulfureuses... *chaudes*. Presque toutes les combinaisons des eaux minérales se disputent les rhumatisants en faisant valoir des propriétés égales lorsqu'elles sont chaudes : Barèges, Bourbonne, etc., sont dans ces conditions ».

Ce n'est pas seulement contre le rhumatisme que Lasègue faisait usage de la chaleur : « Je me suis servi des bains à haute température dans des conditions pathologiques multiples. Je me contenterai d'indiquer les affections abdominales et en particulier certaines formes de diarrhée chronique. J'ai même eu recours aux bains portés à 40° et au delà chez des malades atteints de bronchite chronique rebelle. — Je dois à mon chef de clinique, M. le Dr Landrieux, l'idée d'une application plus hardie et couronnée de succès, celle de l'administration des bains surchauffés contre des métrorrhagies tenaces. » — Il en retira également de bons résultats dans le traitement des ulcères variqueux.

Les modes d'application de la chaleur au traitement des affections tant médicales que chirurgicales, sont nombreux et variés : nous nous proposons de les passer rapidement en revue, après avoir indiqué d'après les travaux des physiologistes modernes, quels sont les effets du calorique sur l'organisme.

Nous étudierons ensuite, et ce sera là la partie vraiment originale de notre thèse, une nouvelle méthode qui, par l'emploi de l'*air sec*, permet d'atteindre et de faire supporter au malade des températures allant jusqu'à 150° centigrades.

Nous croyons faire œuvre utile en signalant les bons effets obtenus par ce traitement dans nombre d'affections, contre lesquelles la thérapeutique était jusqu'ici à peu près impuissante.

M. le Pr LANDOUZY a bien voulu nous encourager dans cette voie et mettre à notre disposition les appareils qui fonctionnent dans son service à l'hôpital Laënnec pour le traitement de nos malades; nous lui en sommes profondément reconnaissant, ainsi que du grand honneur qu'il nous a fait en acceptant la présidence de notre thèse.

Arrivé au terme de nos études médicales, il nous reste un dernier devoir à accomplir, c'est de remercier les maîtres à qui nous devons nos connaissances cliniques : que MM. les Prs DIEULAFOY et BUDIN, que MM. RENDU et PEYROT, OULMONT et GOURAUD reçoivent ici l'hommage de notre reconnaissance. Quant à M. GÉRARD MARCHANT, nous ne saurions assez lui témoigner notre gratitude, non seulement pour son précieux enseignement, mais encore et surtout pour le dévouement qu'il a montré au chevet de notre mère — jamais nous ne l'oublierons.

CHAPITRE PREMIER

EFFETS PHYSIOLOGIQUES DE LA CHALEUR

Il est un fait connu depuis longtemps, c'est que la température des animaux supérieurs est indépendante jusqu'à un certain point de la température ambiante ; ces animaux, mammifères et oiseaux, sont dits à *sang chaud*, ou mieux, à *température constante* par opposition aux animaux à *sang froid* ou à *température variable* qui sont constamment en équilibre (ou peut s'en faut) avec la température extérieure.

Régulation de la température chez les animaux à sang chaud. — Chez l'homme à l'état de santé, le thermomètre placé dans le creux de l'aisselle oscille entre 36°,5 et 37°,5. — Pour maintenir cette température et résister aux influences du dehors, l'économie produit de la chaleur d'une part, et d'autre part possède des moyens énergiques pour éliminer la chaleur en excès. Nous n'avons pas à insister ici sur les sources de la chaleur animale ; disons seulement en passant qu'il est bien démontré aujourd'hui qu'elles résident dans les combustions qui se produisent dans l'intimité même des tissus. Nous brûlons au moyen de l'oxygène fourni par la respiration, le carbone et l'hydrogène des aliments.

Hirn a calculé que l'organisme humain produit environ 112 calories par heure pendant le repos et 271 pendant le mouvement. On voit que ces chiffres sont considérables.

Lutte contre l'excès de chaleur. — Disons tout d'abord que l'organisme ne lutte pas contre le chaud en diminuant la production de chaleur (la consommation d'oxygène loin de baisser s'accroît) mais au contraire en augmentant les pertes de chaleur.

Boerhave avait posé en principe qu'un animal à sang chaud ne pouvait continuer à vivre dans une atmosphère dont la température dépassait celle de son propre corps, mais Blagden réfuta cette théorie en se soumettant à une expérience dans laquelle il supporta pendant 8 minutes une chaleur de 127° sans que la température prise sous la langue ait subi une augmentation notable.

Voyons donc par quels moyens l'organisme lutte contre l'influence délétère de la chaleur :

En dehors des moyens artificiels tels que l'ingestion des boissons glacées, etc., l'économie utilise divers organes doués d'un faible pouvoir conducteur et qui lui servent également à lutter contre le froid : c'est l'enveloppe cornée constituée par les couches superficielles de l'épiderme, ce sont les poils, le duvet qui recouvrent la plupart des régions du corps et qui tiennent emprisonnée une couche d'air formant un revêtement aussi mauvais conducteur du calorique que les couches épidermiques. Enfin dans le derme on trouve une couche spéciale, le pannicule adipeux formé de cellules pleines de graisse et qui constituent une enveloppe protectrice au point de vue calorifique.

Mais, dès que la température extérieure atteint un degré un peu élevé, ces moyens deviennent tout à fait insuffisants, et c'est alors qu'interviennent trois nouveaux facteurs de beaucoup plus puissants et réellement actifs, ce sont :

A. — *L'augmentation de la circulation périphérique:* l'élévation de la température provoquant une dilatation générale des vaisseaux de la peau et mettant ainsi une plus grande quantité de sang en contact avec l'air extérieur. C'est en effet le système circulatoire qui règle la distribution de la chaleur dans tout l'organisme : ses ramifications peuvent être comparées à ce point de vue à celles de conduits calorifères : le sang veineux arrive au cœur chargé de la chaleur produite au niveau des divers tissus ; il se refroidit un peu en traversant le poumon, mais n'en reste pas moins, à l'état de sang artériel, le véhicule de la chaleur vers les parties superficielles exposées à une facile déperdition de calorique : aussi la température de ces parties est-elle en raison directe de l'activité de leur circulation ; une peau pâle et exsangue est en même temps froide ; hypérémiée et rouge elle devient plus chaude. Or il est bien évident que plus est considérable la quantité de sang qui passe par les vaisseaux de la peau, plus est considérable la déperdition de calorique par rayonnement et le refroidissement de la masse du sang total de l'organisme.

Cette lutte contre la chaleur exagérée est sous la dépendance directe du système nerveux central qui, de même qu'il préside à la production de la chaleur animale, règle sa répartition et sa déperdition. — Examinons donc le mécanisme nerveux qui règle la dilatation des vaisseaux cutanés.

Une ancienne expérience de Schiff nous force à admettre que la dilatation vasculaire est en grande partie active, due à l'irritation des nerfs vaso-dilatateurs et non uniquement à la paralysie des vaso-constricteurs ; en effet, dans cette expérience, chez des lapins qui avaient subi la section unilatérale du cordon cervical, à gauche par exemple, l'oreille correspondante présentait la dilatation vasculaire et l'augmentation classique de la température ; or l'animal ayant été placé dans une étuve chauffée, l'oreille droite restée saine ne tardait pas à présenter une température plus élevée et une vascularisation plus considérable que l'oreille paralysée. Il y a donc là une action nerveuse évidente. Mais s'agit-il d'une action réflexe prenant son point de départ dans une irritation des nerfs sensibles de la peau, ou, inversement à ce qui a lieu pour l'action vasomotrice de lutte contre le froid, la chaleur agirait-elle sur les centres nerveux par l'intermédiaire du sang surchauffé ? Tout montre qu'ici l'action de la chaleur est complexe et que l'activité des centres vaso-dilatateurs est en partie réflexe, en partie automatique : elle est en partie réflexe puisque les expériences d'Adamkiewicz ont montré que l'application d'un vase métallique rempli d'eau chaude à la peau de la cuisse provoque une hyperémie des membres inférieurs (accompagnée d'une transpiration plus ou moins abondante), et puisque Frédéricq a vu également, chez le chien et le lapin, que l'immersion de l'une des pattes de derrière dans l'eau chaude est suivie d'une dilatation vasculaire se montrant à la fois sur la patte immergée et sur l'autre, la vascularisation des pattes antérieures n'étant alors pas modifiée ; elle est automatique, c'est-à-dire résulte de l'action directe de la chaleur sur les centres nerveux, puisque les expériences variées et nombreuses de Frédéricq montrent qu'une élévation de la température interne du corps suffit à provoquer une dilatation énergique des vaisseaux cutanés, quel que soit le degré de température de la peau. Ainsi, ce physiologiste se dépouillant entièrement de ses vêtements dans une pièce où la température est peu élevée (15°), de façon à provoquer un léger refroidissement de la peau, mais respirant, par un tube particulier, de l'air surchauffé et humide, constate au bout de peu de temps une dilatation générale des vaisseaux de la peau ; ici les nerfs cutanés n'ont pu être le point de départ d'un réflexe vaso-moteur, puisque la peau était froide au début, et il faut bien admettre que les centres ont été primitivement affectés par la chaleur interne. L'ingestion d'aliments ou de boissons chaudes en grande quantité provoque par le même mécanisme une congestion vers la peau, suivie d'une sudation plus ou moins abondante.

Nous voyons donc que les vaso-moteurs jouent bien réellement dans le maintien de la température constante générale le rôle que l'on était arrivé à leur assigner *a priori*, et si le mécanisme de leur entrée en action dans la lutte contre le chaud est plus complexe et un peu différent de celui qui préside à leur activité dans la lutte contre le froid, c'est sans doute que les conditions du milieu intérieur, du sang, ne sont pas les mêmes dans les deux cas : à part les circonstances exceptionnelles de séjour dans une étuve, c'est à l'intérieur de l'organisme que sont les sources d'excès de chaleur contre laquelle l'organisme doit lutter, c'est alors le sang qui est tout d'abord échauffé et qui excite directement les centres nerveux vaso-moteurs ; au contraire, dans la lutte contre le froid, c'est de l'extérieur que vient l'impression, qui doit par suite agir sur les nerfs cutanés et provoquer ainsi par voie réflexe l'activité des centres nerveux.

B. — *L'évaporation à la surface cutanée d'une grande quantité d'eau provenant de la sueur,* tel est le second moyen employé par l'organisme pour lutter activement contre l'excès de chaleur : une élévation de température provoquant une sécrétion plus abondante de sueur. Une expérience de Blagden montre bien la grande importance de l'évaporation : il introduisit dans une étuve chauffée à 113° deux vases remplis d'eau. Dans l'un d'eux une couche d'huile empêchait l'évaporation. L'eau de ce vase entra en ébullition tandis que celle de l'autre marquait seulement 60°.

Chez l'homme, c'est l'évaporation de la sueur au niveau de la surface cutanée qui est le facteur le plus important de tous dans la lutte contre l'excès de chaleur et c'est ce qui nous permet d'expliquer la plus facile résistance aux chaleurs sèches qu'aux chaleurs humides; contre ces dernières nous pouvons à peine lutter par l'évaporation, puisque le milieu ambiant est déjà presque saturé de vapeur d'eau. Au contraire, on connaît des exemples étonnants de neutralisation d'une chaleur extérieure énorme grâce à une sudation violente et une évaporation d'autant plus active que le milieu chauffé est sec et que l'air est en mouvement. C'est ainsi qu'on cite des exemples d'individus ayant résisté pendant 19 minutes et plus à une température de 130°.

La résistance de l'homme aux températures élevées est au contraire à peu près nulle dans un milieu liquide : au bout de 8 minutes de séjour dans un bain à 44° des accidents commencent à se produire.

C'est précisément sur ce principe que repose l'appareil de Tallerman dont on trouvera la description plus loin et qui permet de soumettre un membre à une température qui peut atteindre 150°, et cela pendant une heure, mais à la condition de maintenir l'air sec pendant toute la durée de l'opération.

Ici encore c'est le système nerveux qui préside à la lutte contre l'excès de chaleur, en tenant sous sa dépendance les glandes sudoripares au point de vue de la sécrétion sudorale.

Adamkiewicz l'a démontré de la façon suivante : il excite le nerf médian au bras à travers la peau et provoque ainsi une abondante sécrétion de sueur dans la paume de la main ; de même l'excitation du nerf tibial est suivie de transpiration à la plante du pied. — Enfin

Lüchsinger a montré que la chaleur agit bien directement sur le centre par le sang qui le baigne et non par l'intermédiaire des nerfs sensibles de la peau ; il s'agit là d'une action automatique et non réflexe.

C. — *Accélération des mouvements respiratoires.* — L'organisme a encore à sa disposition un troisième moyen pour maintenir sa température normale dans un milieu surchauffé, c'est l'évaporation d'une grande quantité d'eau à la surface des voies respiratoires pulmonaires. — Ackerman a montré que les mouvements respiratoires s'accélèrent chez le chien dès que la température ambiante dépasse une certaine limite et commence à élever la chaleur du corps. Une masse d'air plus grande pénètre alors dans les poumons et vient rafraîchir le sang. En effet, l'air de l'inspiration est dans la plupart des cas à une température inférieure à celle du corps ; il s'y réchauffe pendant son passage à travers les voies aériennes et son séjour dans les poumons. Quand il en sort il a donc enlevé au corps par rayonnement et par contact une quantité de chaleur facile à calculer. Mais c'est surtout par l'évaporation d'une plus grande quantité d'eau à la surface toujours humide de l'appareil respiratoire que l'accélération de la ventilation pulmonaire contribue le plus à rafraîchir l'organisme. L'air de l'expiration est à peu près saturé de vapeur d'eau : cette eau a été enlevée en grande partie à l'organisme, car nous savons qu'en général, tandis que les 10 mètres cubes d'air inspirés par 24 heures ne contiennent que 50 à 60 grammes de vapeur d'eau, l'air expiré en renferme en moyenne 300 à 400 grammes et souvent plus. Sachant qu'un gramme d'eau à 38° absorbe en se vaporisant une quantité de chaleur suffisante pour élever de 1° la température de 580 grammes d'eau, il est facile de voir par le calcul que nous perdons aisément 200 à 300 calories employées à faire passer cette eau à l'état de vapeur à 36° (température de l'air expiré). — Cette déperdition de calorique peut être portée beaucoup plus loin, et par exemple chez les animaux qui, comme le chien, ne jouissent guère que de la transpiration pulmonaire, elle peut représenter le principal moyen d'équilibre de la chaleur intérieure, quand celle-ci tendrait à s'élever trop haut, comme dans les exercices violents, dans la course, ou dans un milieu surchauffé.

La ventilation pulmonaire constitue la seule ressource qui reste à l'animal pour lutter contre le chaud quand il est plongé dans un liquide dont la température atteint ou dépasse la sienne propre.

Tels sont les trois grands moyens dont disposent les animaux à sang chaud pour maintenir leur température constante dans un milieu surchauffé.

Quelle que soit la cause qui tend à réchauffer l'organisme, quel que soit son point d'application, peau, poumon, tube digestif, muscles ou glandes digestives, l'effet produit est le même. Dans tous ces cas si divers l'élévation de la température du sang constitue l'excitant qui met en branle l'activité automatique de certains mécanismes nerveux contenus dans la moelle allongée et dans la moelle épinière. C'est donc principalement sur le fonctionnement de mécanismes automatiques que repose le salut de l'animal lorsque celui-ci est exposé à des causes d'échauffement.

Les centres nerveux qui paraissent les plus sensibles à une élévation de la température sont ceux qui président à la dilatation des vaisseaux de la peau. La rougeur, l'hyperémie cutanée sont les premières conséquences d'une augmentation de la température du corps. Pour peu que la température interne augmente, et cela dans des limites extrêmement variables d'un individu à l'autre, les centres sudorifiques entrent en action — leur excitation par un sang surchauffé provoque d'abord en certaines régions, la peau du front par exemple, puis sur toute la surface du corps, une abondante sudation. L'évaporation de l'eau sur une aussi large surface entraîne un refroidissement infiniment plus énergique que celui qui résulte d'une simple dilatation vasculaire. L'effet peut même dépasser la limite utile : un refroidissement plus ou moins nuisible de la peau puis de l'intérieur du corps en est parfois la conséquence.

Dans quelques cas exceptionnels, quand il s'agit du séjour dans une étuve présentant une température excessive, l'évaporation de la sueur ne suffit plus pour combattre efficacement l'échauffement progressif du sang.

C'est alors qu'intervient la ressource ultime de l'organisme, la dernière soupape de sûreté constituée par les centres des mouvements respiratoires. Il faut chez l'homme une augmentation de la température interne de plusieurs degrés avant que la dyspnée calorifique se montre. Chez le chien, les centres respiratoires paraissent beaucoup plus sensibles que ceux de l'homme aux variations de la température du sang, c'est que, comme nous l'avons déjà dit, la sécrétion sudorale est presque nulle chez cet animal, et doit être suppléée par une ventilation pulmonaire énergique. Chez le chien l'exagération des mouvements respiratoires loin d'être une sorte d'effort désespéré de l'organisme, constitue au contraire un moyen de régulation couramment mis en jeu.

CHAPITRE II

DES ACCIDENTS CAUSÉS PAR LA CHALEUR

Nous venons de voir quels sont les moyens dont dispose l'organisme pour lutter contre la chaleur extérieure et maintenir sa température à son taux normal. Dès que l'équilibre vient à être rompu, dès que les régulateurs que possède l'économie vaincus dans la lutte, ne peuvent plus suffire à leur tâche, apparaissent les accidents.

Le séjour dans une atmosphère chaude constitue un apport de calorique considérable ; tant que les sources de réfrigération compensent les sources de chaleur, les conditions de la vie normale sont maintenues ; mais lorsque l'évaporation cutanée et pulmonaire n'est plus à la hauteur de sa tâche parce que les glandes sudoripares ne fournissent plus une quantité d'eau suffisante ou bien parce que l'évaporation ne peut s'opérer, ce qui se produit lorsqu'on se trouve dans une atmosphère saturée de vapeur d'eau, on constate alors que le corps s'échauffe par contiguïté ; la température centrale s'élève, trouble le fonctionnement de certains éléments anatomiques ; des réactions nerveuses sont mises en jeu et des congestions viscérales apparaissent. Parmi celles-ci la congestion cérébrale est le symptôme le plus fréquent. Cet accident est souvent observé dans les chambres de chauffe des navires à vapeur pendant le passage de la mer Rouge.

Les phénomènes nerveux sont ceux que l'on observe le plus souvent ; la congestion cérébrale et méningée présente une symptomatologie qui dépend beaucoup de l'état préalable du terrain : tel individu tombera dans l'affaissement et le coma ; tel autre aura des idées délirantes et de l'agitation maniaque. Au retour de l'expédition de Madagascar plusieurs soldats déjà malades, sous l'influence du délire provoqué par l'air surchauffé, se sont jetés à la mer.

Les convulsions, le coma, la surélévation de température à 42°-44°, tels sont les signes qui aboutissent rapidement à la mort.

Un grand nombre d'individus ne supportent pas des températures élevées qui n'incommodent pas d'autres personnes. Les troubles consistent en malaises, sensations d'accablement qui rendent tout effort musculaire et intellectuel pénible.

La céphalalgie est fréquente, les palpitations ne sont pas rares et une certaine dyspnée accompagne presque toujours une angoisse précordiale qui fait que le malade a soif d'air frais. Dans ces cas les lipothymies, la syncope ne sont pas exceptionnelles. Ces troubles dépendent de l'état de l'individu et varient suivant la race, le séjour habituel, l'accoutumance, les habitudes de tempérance ou d'intempérance.

Pathogénie. — A l'autopsie des individus qui succombent dans ces conditions, on constate que le cœur est d'une dureté ligneuse. Une demi-heure après la mort la rigidité cadavérique est générale et complète. Le tissu musculaire présente une forte réaction acide. Brucke et Kuhne ont montré que la myosine se coagule à 45°. Or, Marey, étudiant l'influence de la chaleur sur la secousse musculaire, a constaté qu'au dessus de 44° celle-ci ne se produit plus. Le mécanisme de la mort par l'air surchauffé semble donc résulter de la rigidité subite du ventricule gauche et du diaphragme. — La congestion des centres nerveux est un facteur pathogène souvent prépondérant. — D'autre part l'oxygène a presque complètement disparu du sang; áussi constate-t-on les symptômes et les lésions anatomiques que l'on rencontre dans l'asphyxie et en particulier la congestion pulmonaire. Le fait peut s'expliquer, au moins en partie, par le mécanisme suivant :

Sous l'influence d'une température élevée, les gaz de l'atmosphère s'étant dilatés, il en résulte qu'un même volume représente une masse moindre. Par conséquent, à chaque inspiration, la masse d'oxygène introduite est inférieure à la masse normale. Tant que l'accélération des mouvements respiratoires compense cette insuffisance, aucun trouble ne se produit; mais l'action prolongée de la chaleur forte sur les muscles de la respiration détermine, ainsi que nous l'avons vu, leur asthénie et ils ne suffisent pas à la tâche supplémentaire que ces conditions leur imposent. Alors apparaît l'insuffisance de l'hématose, prélude de l'asphyxie.

Le nombre de degrés auxquels ces accidents se produisent dépend du moment où le régulateur thermique des surfaces d'évaporation devient insuffisant. Il varie avec la température, l'état hygrométrique, le mode de fonctionnement du système nerveux, l'intégrité de la surface cutanée, des poumons, des reins et surtout du cœur.

E. Boinet a fait des expériences sur des animaux qui ne font que confirmer ce que nous venons de dire :

a) Un cobaye soumis à une température *humide* de 55° présente au bout de 6 minutes une forte dyspnée et de l'agitation ; 5 minutes plus tard l'animal est affaissé, le nombre des inspirations est trop considérable pour être compté exactement ; les paupières sont mi-closes ; 2 minutes après il y a quelques mouvements convulsifs suivis de paraplégie et de résolution musculaire complète. On le retire de l'étuve ; la température tombe rapidement et la respiration se régularise vite sous l'influence de douches et de bains d'eau froide.

b) Un cobaye du même poids résiste beaucoup plus longtemps à la même température si l'air est *sec*. Il y a de la dyspnée au bout d'un quart d'heure ; 5 minutes plus tard, on constate de la paraplégie, des vomissements abondants, une température de 43°,5 et 120 respirations par minute. Immédiatement après un bain froid le thermomètre placé dans le rectum marque 37°,7 ; le nombre des inspirations a baissé de 24 par minute. Guérison. D'après Kriéger, l'air humide à 55° est aussi dangereux que l'air sec à 70°.

c) La *fatigue* hâte l'apparition des accidents dus à

ces hautes températures, naturelles ou artificielles (expériences de Laveran et Regnard sur des chiens). Les chiens qui travaillent dans une étuve chauffée à 60° atteignent plus vite une température rectale de 45° que les chiens subissant la même chaleur qui ne sont soumis à aucune fatigue. Les efforts répétés accroissent la température intérieure dont les effets s'ajoutent à ceux de la chaleur extérieure.

Des brûlures. — A côté de ces accidents généraux causés par le séjour dans une atmosphère plus ou moins surchauffée, il nous faut dire quelques mots des accidents purement locaux que peut produire la chaleur sur nos tissus, des brûlures en un mot.

Toutes les formes du calorique peuvent produire des brûlures dont l'étendue, la profondeur, le degré varient suivant l'intensité du calorique, la durée de son application, l'état des tissus qui peuvent être fins et délicats ou durs et calleux.

Le *calorique rayonnant* ne détermine, en général, que des brûlures sans importance et tout à fait superficielles ; c'est ainsi que la chaleur solaire trop intense provoque sur les parties découvertes du corps des érythèmes dont la marche aiguë diffère des érythèmes chroniques observés sur les cuisses des femmes qui abusent de la chaufferette, et sur la figure des ouvriers qui soufflent le verre.

La *flamme* brûle d'autant plus profondément que les tissus eux-mêmes se consument en lui fournissant un aliment et en l'entretenant.

Les *liquides* produisent souvent des brûlures très étendues en raison de la facilité avec laquelle ils se répandent à la surface du corps. La profondeur de la brûlure est en rapport avec la température du liquide et l'élévation de son degré d'ébullition. Ainsi l'huile brûle plus que le bouillon, le bouillon plus que l'eau.

Les *solides,* surtout les métaux portés au rouge, provoquent des lésions profondes, mais en général peu étendues, car la brûlure se limite au point d'application. Les tissus peuvent être désorganisés immédiatement.

Dupuytren, a divisé les brûlures, d'après leurs profondeur, en six degrés.

1° *Simple rougeur érythémateuse des téguments ;*

2° *Inflammation superficielle avec formations de phlyctènes ;*

3° *Destruction d'une partie de l'épaisseur du derme ;*

4° *Destruction de la totalité du derme ;*

5° *Désorganisation des parties molles ;*

6° *Carbonisation de tout un membre.*

Certains auteurs ont voulu simplifier cette classification et ne distinguent plus que trois degrés :

Le premier, qui correspond à celui de Dupuytren, n'a pas grande importance, à moins que la brûlure ne s'étende sur une très grande partie du corps.

Dans le second, il se fait un travail dermique avec phlyctène, c'est le plus intéressant pour le médecin.

Le troisième est caractérisé par les escarres.

A tous les degrés il existe divers symptômes tels que : la *douleur* qui est quelquefois tellement vive qu'elle détermine la mort par épuisement nerveux; elle peut cependant manquer dans certains cas, cette anesthésie cutanée indique alors que la brûlure est profonde, alors même que le tégument externe paraîtrait à peine lésé;

La *réaction inflammatoire* qui survient après quelques jours et s'accuse par une exacerbation fébrile, des vomissements, de la diarrhée, parfois des pneumonies ou des pleurésies ;

La *suppuration* qui survient à la chute des escarres et s'accompagne d'accidents plus graves encore, surtout d'accidents nerveux et provoque quelquefois la mort subite.

Traitement. — Par une antisepsie rigoureuse on évitera les complications autrefois si redoutables: septicémie, infection purulente, érysipèle, tétanos; on s'opposera autant que possible aux difformités produites par les cicatrices; on surveillera attentivement la chute des escarres. — Dans les brûlures légères on se gardera d'arracher les phlyctènes et on se contentera de calmer les douleurs par l'application de corps gras, de liniment *oléocalcaire.* La cocaïne rend des services, mais on doit l'employer avec réserve. Enfin le pansement à l'acide picrique préconisé par M. Thiéry donne d'excellents résultats.

CHAPITRE III

DU MODE D'APPLICATION DE LA CHALEUR

Le Pr Richet, dans sa thèse d'agrégation divise ainsi, les divers modes d'application de la chaleur :

« Le calorique agit à distance ou au contact; ces deux modes d'action ont été utilisés pour produire une élévation de température dans les parties malades, et les procédés employés sont au nombre de quatre :

« A. Le rayonnement; B. Le courant et le contact des gaz et des vapeurs; C. Le courant et le contact des liquides; D. Le contact des corps solides.

« A. — L'élévation de la température par action du calorique à distance, c'est-à-dire par rayonnement, est un moyen si naturel qu'il n'est point surprenant de le voir fréquemment mis en usage dans la médecine populaire. Est-il besoin de rappeler le procédé vulgaire de l'exposition des brûlures aux rayons d'un foyer ardent? — Tantôt on a recours au calorique naturel, je veux parler de l'insolation. D'autre fois, et c'est le cas le plus ordinaire, on se sert du calorique artificiel; les procédés sont très simples, on expose la partie malade à la chaleur d'une lampe, ou bien on en approche un charbon en ignition comme le voulait Faure. Mais le plus ordinairement on se sert d'un métal plus ou moins échauffé qu'on présente aux tissus qu'on veut modifier à des distances qui varient comme l'effet qu'on veut obtenir.

« B. — Application du calorique par courant ou contact du gaz et des vapeurs: Dans cette catégorie viennent se grouper les douches de vapeur sèche ou humide, les bains de vapeur, les fumigations, etc. C'est ici qu'on doit placer également le procédé de l'incubation de M. J. Guyot.

« C. — Application du calorique par courant ou contact d'un liquide : les liquides mis en usage ont été l'eau, le vin, l'huile, le vinaigre, l'alcool, etc.; on les a employés à l'état de simplicité ou chargés de substance médicamenteuses. Le plus usité est l'eau, dont l'usage sous forme de boissons, de bains, de douches, de lotions, d'injections, etc., est quotidien.

« D. — Application du calorique par contact des solides: les cataplasmes de toutes sortes, de graine de lin, de fécule, les pulpes de fruits ou de légumes cuits et les sinapismes eux-mêmes doivent être considérés lorsqu'on les applique à une température élevée comme agissant par la chaleur. Quant à l'application de la chaleur au moyen des métaux chauffés ou des corps solides en ignition, elle a pour but de *détruire* les tissus et non d'appliquer la chaleur (moxa, marteau de Mayor, poudre à canon mouillée, chaux vive sur laquelle on laisse tomber quelques gouttes d'eau) ».

Mode d'action thérapeutique. — La chaleur produit, suivant son intensité et son mode d'application, différents effets que le Pr Richet divise ainsi :

« Elle est *excitante et tonique* lorsqu'elle guérit les ulcères et la pourriture d'hôpital, en leur rendant l'activité dont ils avaient besoin pour se couvrir de bourgeons vermeils et marcher à la cicatrisation au lieu de tendre à l'ulcération ; elle est *résolutive* quand elle dissipe les engorgements glandulaires chroniques, et des callosités autour des trajets et ulcères fistuleux ; elle est *antiphlogistique* au plus haut degré lorsqu'on l'applique à une inflammation franche ou à un moignon d'amputation, dont elle prévient ou modère la réaction ; enfin elle est surtout *sédative*, ce qui ressort d'une manière bien évidente de l'emploi des appareils incubateurs ».

Comme on le voit, tous ces effets peuvent se rattacher à une seule et unique cause, la suractivité imprimée à la circulation, la physiologie nous ayant démontré que l'organisme réagit contre la chaleur par une vaso-dilatation périphérique considérable.

Le calorique jouit encore de propriétés *hémostatiques* (fer rouge, eau très chaude), *caustiques* (thermo-cautère et cautère actuel) et *désinfectantes* (étuves, etc.) Nous devons nous étendre un peu sur ce dernier mode d'action de la chaleur, car c'est un des procédés les plus employés pour tuer les germes pathogènes.

Influence de la chaleur sur les micro-organismes. — La limite au delà de laquelle la vie des microbes est supprimée est variable suivant l'espèce de microbe, suivant que la chaleur est *sèche* ou *humide*, celle-ci étant beaucoup plus efficace que celle-là ; suivant le temps pendant lequel son action se fait sentir ; suivant la provenance des bacilles, certains milieux de culture augmentant leur vitalité et inversement ; il arrive aussi que des germes de même nature et de même provenance présentent des différences dans leur résistance à la chaleur, comme ils peuvent en présenter dans leur activité ; à l'*état frais* les virus sporulés sont plus facilement détruits par la chaleur que les virus desséchés ; enfin l'ancienneté de la culture a une influence sur sa vitalité ; les cultures anciennes étant d'ordinaire les plus attaquables. Pour Vinay, la *plupart des germes pathogènes à l'état adulte périssent dès qu'ils subissent pendant dix minutes une température de* 62° *à* 64° *de chaleur humide ;* seuls certains parasites comme ceux de la tuberculose, de l'agent du charbon symptomatique, du tétanos, etc., résistent plus longtemps.

Mais les spores ont une résistance beaucoup plus grande. La température de l'ébullition ne suffit pas à les détruire tous. Le virus de la gangrène gazeuse n'est rendu stérile qu'à 110°. L'action de la vapeur à 100° pendant 6 heures ne suffit pas à détruire la virulence du charbon symptomatique.

On ne peut donc obtenir une stérilisation certaine qu'à l'aide de températures supérieures à 100°. Toutefois la méthode du *chauffage discontinu* (Tyndall, Koch), permet d'arriver au même résultat avec une température un peu moindre. Elle consiste à détruire à 60° toutes les bactéries adultes par un chauffage d'une heure par jour pendant 5 ou 6 jours consécutifs. Les spores résistent à 60° ; bien plus, sous l'influence de la température, elles se mettent à germer et passent à l'état adulte, mais alors elles deviennent vulnérables elles-mêmes sous cet état ; si bien que en 5 ou 6 jours toutes ont été transformées en bacilles et détruites par des chauffes successives. Ce procédé n'est pas applicable à tous les microbes pathogènes.

La chaleur est surtout utilisable par l'hygiène en vue de l'asepsie. Il n'est cependant pas impossible qu'elle trouve une certaine application en thérapeutique médicale. Sans parler de la chirurgie qui peut mettre à profit les températures élevées, du thermo-cautère, du galvano-cautère et du fer rouge, la médecine peut tirer parti des températures compatibles avec la vie des tissus. Aubert a montré que la virulence du chancre simple est entravée au-dessus de 38° ; qu'elle cesse à 39° et qu'elle peut être détruite à 40°, températures faciles à réaliser à l'aide de bains locaux. Arnozan et Vigneron ont proposé un procédé très simple qui réussit admirablement pour les chancres de la verge. Il consiste à baigner la verge pendant un quart d'heure, matin et soir, dans de l'eau à 45°. Au fur et à mesure que la température de l'eau s'abaisse on la ramène à la température suffisante par des additions d'eau chaude, tout en surveillant le thermomètre placé dans le récipient. — Cette méthode est difficilement applicable ailleurs qu'à la verge, aussi a-t-elle été modifiée par Welander. L'eau chaude circule dans un tube de plomb très mince que l'on peut enrouler en spirale pour en former une plaque de la grandeur et de la forme qu'on veut, de façon qu'elle s'applique exactement sur les lésions. Un tube en caoutchouc le met en rapport avec un réservoir d'eau chaude. — On place sur l'ulcère une mince couche de coton mouillé pour que le contact avec la surface chauffante soit plus intime, on moule la spirale de plomb sur la région à traiter et l'on recouvre d'une couche de coton et d'une toile cirée pour éviter la déperdition de chaleur. Le réservoir d'eau doit être maintenu à 50° ou 52°, car dans son trajet à travers le tube de caoutchouc et les premières portions du tube de plomb l'eau perd presque 10°, de sorte que le chancre ne subit guère qu'une température de 42° à 45°. Dans les chancres ordinaires, il faut 2 jours, dans les chancres ganglionnaires, il faut 3 jours pour que la plaie change d'aspect. L'infiltration des bords diminue, la suppuration se tarit, l'ulcère prend un meilleur aspect.

L'organisme pouvant supporter pendant quelque temps des températures de 40° à 42° alors que certains agents infectieux en sont gênés dans leur évolution, il est permis d'en inférer que dans certains cas la fièvre peut être un élément utile (Bouchard). C'est du moins la conclusion de Zagari qui, ayant repris les expériences d'Emmerich et de Pawlorosky sur l'antagonisme du *streptocoque de l'érysipèle* et de la *bactéridie charbonneuse*, et ayant constaté comme ces auteurs l'action favorable de l'introduction du premier de ces agents virulents, pense que la mort des bactéridies charbonneuses est due à l'hyperthermie qui résulte du développement de l'érysipèle. — On admet que l'accès de fièvre paludique augmente l'activité des phagocytes et rend plus rapide la destruction des éléments parasitaires (Laveran, Metschnikoff).

Si vraisemblables que soient ces appréciations, il faut bien reconnaître toutefois que la pratique médicale n'a pas encore pu mettre à profit l'action de la chaleur dans le traitement des maladies infectieuses; mais on conçoit la possibilité d'une semblable application.

Par contre, on utilise couramment la chaleur en vue de l'asepsie. On se sert de températures supérieures à 100° lorsqu'il s'agit de stériliser des objets de pansement ou des instruments et de températures inférieures à 100° lorsqu'on veut simplement renforcer le pouvoir antiseptique d'une substance.

Les températures de 47° à 50° combinées à l'action des antiseptiques sont applicables à l'antisepsie des tissus vivants, car le pouvoir antiseptique croît avec la température, et on peut ainsi suppléer à la dose par l'intervention de la chaleur.

Les températures supérieures à 100° s'obtiennent quand on le peut à l'aide des étuves. Dans le cas contraire on a pu utiliser l'échauffement de l'huile ou de la glycérine ou de la vaseline liquide, portées à 120°, 130°, ou encore l'ébullition de solutions salines.

CHAPITRE IV

MALADIES JUSTICIABLES DU TRAITEMENT PAR LA CHALEUR

Nous venons d'étudier une application toute moderne de la chaleur en thérapeutique. Il nous faut examiner maintenant quelles sont les diverses affections contre lesquelles cet agent a été employé.

C'est encore à la thèse du Pr Richet que nous empruntons la longue liste qui va suivre.

« A. — En première ligne se placent les *solutions de continuité récentes ou anciennes.* — Il faut arriver aux chirurgiens modernes pour trouver des tentatives de traitement exclusif des plaies récentes par la chaleur. Dans un excellent mémoire sur l'usage de la chaleur actuelle dans le traitement des ulcères (*Mém. de l'Acad. de chirurg.* t. V.) Faure parle déjà de l'application possible de la cautérisation objective aux plaies récentes ; mais il semblerait que ces indications eussent été perdues pour les chirurgiens lorsque J. Guyot reprit cette question en agrandissant et la fécondant par la théorie et l'expérience réunies. Dans son mémoire publié en 1840 (*Traité de l'incubation*) il donne un résumé duquel il résulte que l'incubation appliquée à des plaies récentes compliquées ou non, accidentelles ou faites par le chirurgien, a présenté de grands avantages entre les mains des divers praticiens qui l'ont employée : MM. Roux, Breschet, Robert.

Dans les solutions de continuité anciennes, c'est-à-dire les *ulcères,* le traitement par la chaleur est bien plus satisfaisant encore : Faure employait tantôt l'insolation, tantôt la cautérisation actuelle, appelée depuis objective, à l'aide de charbons ardents tenus avec des pinces en face de l'ulcère ; il éloignait puis rapprochait alternativement le charbon et portait la chaleur de 30° à 40° Réaumur, plus ou moins selon la sensibilité du malade.

« M. Malgaigne, alors qu'il faisait par intérim le service de Cullerier à Lourcine, employa ce mode de traitement dans les ulcères chancreux, et m'a affirmé en avoir retiré de très bons effets locaux.

« B. — M. Debrou, chirurgien de l'Hôtel-Dieu d'Orléans, vient d'adresser (juin 1847) un mémoire à la Société de chirurgie de Paris sur l'emploi de la chaleur dans le traitement de la *pourriture d'hôpital.*

« C. — Dans les *brûlures* l'emploi de la chaleur est un moyen vulgaire qui réussit très bien au 1er ou 2e degré.

« D. — De même dans les *phlegmons, panaris, abcès.*

« E. — Dans les *abcès froids,* les *bubons vénériens.*

« F. — Dans les *tumeurs blanches,* l'emploi du calorique est depuis longtemps regardé par les chirurgiens comme un des plus puissants moyens dont dispose l'art, soit qu'on mette en usage les moxas ou la cautérisation transcurrente ou inhérente.

« G. — On a également employé la chaleur dans les *ostéites, la carie du tissu osseux.*

« H. — Après la *ligature des artères* pour appeler le sang dans le membre et éviter la gangrène.

I. — Enfin contre les *varices,* le *varicocèle,* les *hémorrhoïdes.*

« Je terminerai ce chapitre en disant que dans les *ankyloses,* les *roideurs articulaires,* les *névralgies,* les *douleurs ostéocopes,* etc., si les bains ordinaires, les douches, les eaux minérales réussissent aussi bien, c'est bien plus à l'élévation de la température qu'est dû ce succès qu'aux propriétés médicamenteuses de l'eau simple ou chargée de sels. »

Comme on le voit, la chaleur a été employée dans des cas nombreux et variés. Nous ne prétendons pas qu'elle soit souveraine contre toutes ces affections, mais ce que nous pouvons affirmer, nous appuyant sur nos observations qu'on trouvera à la fin de ce travail, c'est que l'emploi des hautes températures nous a donné des résultats extrêmement satisfaisants.

Nous avons traité avec succès de nombreux cas *d'arthrites blennorrhagiques,* de *rhumatismes chroniques,* de *raideurs articulaires* consécutives à des traumatismes ou à des processus inflammatoires, des *sciatiques* rebelles, des *ulcères variqueux.* Les bains locaux d'air surchauffé sont encore employés contre la *goutte,* l'*entorse,* le *pied-plat,* les *myalgies,* les *synovites aiguës,* le *lumbago,* l'*arthrite tuberculeuse,* certaines formes de *névralgies,* les *névrites périphériques,* etc., et donnent dans ces différents cas les résultats les plus encourageants.

CHAPITRE V

DES DIFFÉRENTS TRAITEMENTS BASÉS SUR L'EMPLOI DE LA CHALEUR

L'*Insolation*, en grand honneur dans l'antiquité, ne peut compter, à proprement parler, comme une méthode thérapeutique. Il est certain cependant que les convalescents affaiblis par de longues et pénibles maladies, étiolés par un long séjour à la chambre, se trouvent bien des expositions *courtes et répétées*, aux ardeurs du soleil. On devra choisir des lieux exposés au midi, bien abrités du vent, et le malade aura la tête soigneuse-couverte.

Nous n'insisterons pas davantage sur l'emploi des *cataplasmes*, des *compresses* ou *serviettes chaudes*, des *briques chauffées*, procédés fréquemment mis en usage dans la médecine populaire et qui réussissent souvent à calmer des phénomènes douloureux ; on se sert dans le même but, dans le Dauphiné, de plaques de terre vernissée, de formes variées, fabriquées spécialement à Dieulefit ; mais le degré et la durée de la température employée sont tout à fait insuffisants. Cependant, M. Balzer a employé récemment avec succès, dans quelques cas d'arthrites blennorhagiques chroniques, l'enveloppement des jointures malades avec des *sacs de sable chauffé*. Ce sable peut être porté à de très hautes températures, jusqu'à 80° et 90°. On interpose seulement une compresse de toile entre la peau et le sac de sable au moment de son application sur l'articulation.

Bains de sable. — L'arénation a été recommandée par Celse, Dioscoride et Galien. Le fameux Solano de Lucques prescrivait fréquemment ce bain en Espagne. Les habitants des pays chauds, les Arabes entre autres, y ont souvent recours.

En France cette pratique est d'un usage assez répandu sur le littoral de la Méditerranée, du golfe de Gascogne et sur les bords du bassin d'Arcachon. Ces bains se prennent aussi près que possible des lieux où la mer fait son plein, lorsque le soleil a bien séché le sable et qu'il le chauffe fortement. On couvre tout le corps ou seulement une partie (selon la nature ou le siège du mal qu'on veut guérir) d'une couche de plusieurs centimètres d'épaisseur, et on laisse le malade ainsi exposé à l'ardeur du soleil, en ayant soin d'abriter la tête.

Le pouls s'élève, la figure s'anime, tout le corps rougit; une transpiration abondante s'établit et la couche de sable en rapport avec la peau ne tarde pas à se convertir en une croûte d'un centimètre d'épaisseur. Ce bain ne doit pas durer plus d'un quart d'heure ; si cette durée se prolonge un peu trop, il en résulte une faiblesse quelquefois dangereuse : on a vu les forces s'atténuer jusqu'à la défaillance.

Le malade, au sortir de ce bain, doit être rapporté dans son lit et y rester jusqu'à cessation de la sueur.

« Ces bains, dit Hameau, conviennent aux personnes lymphatiques prédisposées ou atteintes du vice scrofuleux et dans les cas de contracture musculaire. Le rhumatisme chronique résiste peu à leur action : 15 bains suffisent pour la guérison, mais il n'en faut pas moins de 6. Cette courte durée atteste de l'énergie du remède. »

Nous ne dirons rien des *bains de fumier,* malgré l'histoire célèbre de ce soldat qu'Ambroise Paré plongea dans du fumier pour le guérir du tétanos... On a trouvé mieux depuis pour lutter contre cette redoutable affection.

Les **bains de boues** végéto-minérales sont employés à Dax, avec succès, dans le traitement du rhumatisme noueux. Le traitement se compose d'une suite interrompue ou non de bains dont la température varie de 36° à 45° pendant la durée du bain. La température axillaire passe de 35° à 38° et le pouls de 84 à 112, 116 pulsations. Ces simples constatations suffisent à démontrer que la chaleur joue un rôle au moins aussi important que la composition des boues dans les heureux résultats obtenus.

Eau chaude et bains chauds. — On entend par *eau chaude,* en thérapeutique, l'eau de 40° à 50° ou 55°. Le bain de 34° à 35° est dit *indifférent* (Jürgensen) ou neutre ; il est sans effet sur la chaleur propre chez un sujet sain.

Le Pr Lasègue qui employa beaucoup cette médication pose les règles suivantes dans ses Cliniques :

« Tout bain chaud doit être court (20 à 30 minutes);

« La température d'entrée doit être inférieure à la « température de sortie, quels que soient les degrés ex- « trêmes ;

« L'accroissement de la température doit être suc- « cessif et sans secousses ;

« Le maximum utile est de 48°, le plus souvent 45° ».

Action locale. — Le contact d'une eau à 45° sur un point *limité* de la peau est très facilement supporté, même pendant un temps assez long. Si le corps entier est plongé dans l'eau à 42° ou 45°, la sensation de la chaleur est très intense et devient assez pénible momentanément; puis la sensibilité s'émousse et la sensation de brûlure s'attenue ou même disparaît. Michaut rapporte que les Japonais font un usage journalier de bains à 45° ou 50°, mais ils n'y restent que quelques minutes, et à la sortie se font verser de l'eau froide sur toute la surface du corps.

A la température de 60° à 70°, le contact prolongé de l'eau détermine une brûlure au premier degré ; de 70° à 100°, il se forme une phlyctène caractéristique de la brûlure au 2e degré. Le contact un peu prolongé d'une eau aux environs de 100° amène la destruction du derme.

Les effets des bains généraux chauds sont ceux que nous avons signalés à propos de la lutte de l'organisme contre la chaleur exagérée:

On note : 1° une *accélération marquée des battements du cœur.* Mais, au bout d'une demi-heure à une heure après la sortie du bain, le pouls est ordinairement moins rapide qu'avant l'immersion dans l'eau ; 2° l'*accélération des mouvements respiratoires* est la règle ; elle va jusqu'à la dyspnée (*dyspnée de chaleur*); 3° Il s'établit très rapidement une *transpiration* très abondante. La déperdition de poids d'un sujet qui a séjourné 10 minutes dans un bain à 42° peut varier de 20 à 250 grammes et plus. La sudation persiste un certain temps après le bain (une heure, suivant Bonnal).

Action sur le système nerveux. — Le sujet plongé dans un bain à 42° ou 43°, éprouve bientôt une sensation de vertige et de la lourdeur de tête ; dans quelques cas exceptionnels on a noté une syncope. Un bain général de 10 minutes à 42° laisse une sensation d'abattement et de faiblesse qui dure une heure ou deux. A une température supérieure à 43°, le bain chaud peut produire un véritable état d'asthénie musculaire (Quinquaud).

Indications. — Lasègue employait les bains chauds contre le *rhumathisme chronique :*

« Les individus atteints de rhumastisme noueux éprouvent un véritable bien-être local et général à la suite des bains surchauffés. La roideur articulaire s'atténue, les jointures sont moins empâtées, les mouvements moins pénibles ».

« Les douleurs qui persistent sans déformation des jointures, à la suite du rhumatisme articulaire aigu ou subaigu, qu'elles se réveillent par intervalles, ou qu'elles continuent après la disparition de la fièvre, sont plus aisément modifiées par les bains à haute température. La rigidité articulaire, si fréquente et souvent si incommode, qui peut se maintenir pendant des semaines et des mois même sans douleurs spontanées et sans autres souffrances que celles qu'on provoque par la flexion forcée des jointures, n'a pas de meilleur remède ».

Ils s'en servait encore pour le traitement des *ulcères variqueux*: « J'ai pu guérir ainsi d'une façon permanente un grand nombre de malades qui jusque-là étaient sujets à de fréquentes rechutes ».

Dans la *bronchite diffuse infantile,* dit J. Renaut, le grand danger est la capillarisation. Or, par la *balnéation chaude systématique,* on parvient à peu près sûrement à éviter cette redoutable complication. On donne un bain à 38° d'une durée de 7 à 8 minutes, toutes les trois heures, si la température rectale atteint ou dépasse 39°. L'amélioration ne tarde pas (parfois dès le 3e ou le 4e bain) et la bronchite s'efface sans jamais se capillariser.

Evenine, en 1896, a recommandé les bains de 36° à 41° contre la *méningite cérébro-spinale.* Il en aurait retiré des résultats encourageants.

On emploie encore l'eau chaude, de 45° à 50°, localement, comme hémostatique, contre les *métrorragies,* puerpérales ou non, et contre les *épistaxis.*

Reclus recommande deux immersions d'une demi-heure à trois heures dans un bain de 45° à 50° contre les *panaris* et les *phlegmons* circonscrits ou diffus.

L'eau chaude est journellement employée en thérapeutique oculaire, dans le traitement des inflammations des membranes externes de l'œil (*kératites conjonctivites, blépharites, iritis*).

Dans le traitement de l'*entorse*, P. Reclus combine l'emploi de la balnéation chaude, du massage et de la bande élastique. On élève progressivement la température du bain jusqu'à ce qu'elle atteigne 48°, 50° et même 55°, on accélère ainsi la circulation, partant la résorption, et on calme la douleur.

Enfin on a encore recours à l'eau chaude sous forme de lavements contre la *prostatite aiguë*, contre les *hémorroïdes*, etc.;

Sous forme d'injections dans les *inflammations utérines* et *périutérines*.

Bains de vapeur. — L'*étuve humide* consiste dans une chambre où l'on fait pénétrer des courants de vapeur dont la température varie de 36° à 50°; le plus souvent elle est de 45°. Après une première impression désagréable qui dure quelques minutes, la respiration devient libre et régulière, la tête, congestionnée au début, se dégage, la sueur commence à perler et finit par recouvrir toute la surface cutanée (Beni-Barde).

Le bain de vapeur ne peut-être renouvelé souvent sans exposer l'organisme à un épuisement rapide. Sa durée oscille entre quelques minutes et une demi-heure ; elle ne doit en aucun cas dépasser trois quarts d'heure.

Quand les malades ne peuvent être transportés dans l'étuve, on dispose un cerceau autour d'eux de manière à isoler les couvertures et l'on fait arriver *dans le lit* un tuyau par lequel la vapeur se dégage.

On ajoute souvent à la vapeur des substances excitantes volatilisables (térébenthine, plantes aromatiques, benjoin, etc., soit en les plaçant dans le générateur même de la vapeur, soit sur le trajet de celle-ci.

Bains de caisse. — On emploie une caisse cubique de $1^m,20$ de côté, en bois, reposant sur un socle de même dimension en largeur et en longueur, et de $0^m,20$ de hauteur. Le dessus de ce socle qui forme le plancher de la caisse est percé d'une infinité de trous de $0^m,02$ de diamètre par où passent, tamisées et sous forme de nuages, les vapeurs humides chargées de principes médicamenteux. — Le couvercle de la caisse est percé d'un trou assez grand pour que la tête puisse y passer librement ; les côtés sont mobiles, afin de donner toute facilité pour asseoir le malade et le disposer selon la hauteur de son buste, de manière que sa tête ressorte aisément hors de l'appareil. L'une des extrémités de la caisse, celle opposée à l'endroit où s'asseoit le malade offre une petite niche faisant saillie en dehors, de 0^m 30 de hauteur, largeur et profondeur pour loger les pieds lorsque la chaleur devient trop vive au niveau du plancher par où sort la vapeur.

Pour obtenir les fumigations à vapeurs humides on a une boîte cylindrique en cuivre, doublée intérieurement d'une feuille de plomb. Ce récipient reçoit d'un générateur de vapeur un tuyau qui plonge jusqu'à 2 centimètres du fond ; de son extrémité supérieure part un autre tuyau se rendant directement dans l'intérieur du socle, au-dessous du plancher de la boîte fumigatoire ; deux robinets placés sur ces deux tuyaux permettent de graduer l'entrée de la vapeur dans le récipient et sa sortie, de manière à pouvoir activer ou ralentir la distillation et abaisser ou élever la température de la caisse fumigatoire ; un couvercle mobile ferme hermétiquement le récipient. Lorsqu'on l'a rempli de plantes aromatiques, de copeaux résineux, arrosés de térébenthine ou d'une solution aqueuse ou alcoolique d'un composé sulfureux, arsenical, ioduré, mercuriel, etc., on referme et on donne accès à un jet de vapeur dont la pression ne doit pas dépasser une à deux atmosphères au maximum.

L'avantage de ces bains de caisse sur les bains d'étuve, c'est que la tête étant hors de l'appareil, les poumons reçoivent de l'air frais du dehors, et ne sont pas irrités par les substances médicamenteuses employées.

Bain russe. — Il se compose d'un bain général de vapeur humide pris dans une salle dans laquelle sont disposés des degrés en amphithéâtre, et suivant la dose de vapeur et de chaleur qu'on peut recevoir, on s'assied à des degrés supérieurs ou inférieurs. Au sortir de l'étuve et après s'être fait frotter avec des verges de bouleau assouplies dans l'eau, le baigneur va recevoir une douche froide sur la tête et tout le corps ou bien se roule dans la neige.

J.-J. Polozow a noté que dans le bain la température du corps s'élève de 0°,5 ; le nombre des respirations est augmenté de 2 à 12 dans la minute ; le nombre des battements du cœur de 12 à 45 suivant l'étage auquel on s'expose à la vapeur. — Immédiatement après le bain la température centrale du corps reste de $0^{\circ},23$ au-dessus de l'état pré-balnéaire ; la température de la peau est diminuée de $0^{\circ},3$ à $0^{\circ},6$; la capacité vitale des poumons est diminuée (en moyenne 138^{cmc}) ; la force d'inspiration et d'expiration est diminuée (de $7,6^{mm}$ à $14,6^{mm}$) ; le nombre des respirations est augmenté (de 1,1 par minute) ; le nombre des pulsations est augmenté (de 2,1 par minute) ; la pression artérielle est abaissée (de $10^{mm},4$) ; la force musculaire est affaiblie (de $1^{kg},7$ à droite, $1^{kg},2$ à gauche) ; la sensibilité cutanée est plus fine ; le poids du corps a diminué (de 810 grammes en moyenne).

Bain égyptien. — Le bain se prend dans trois pièces séparées : Après avoir quitté ses vêtements dans la première qui est bien chauffée, on reste quelques minutes dans cette température douce, puis on passe dans la seconde pièce qui est remplie d'une vapeur aqueuse modérément chaude. On y séjourne 20 à 30 minutes et on arrive dans la troisième pièce où se trouve disposé un lit de camp recouvert d'un drap : on s'y étend et un garçon de service vous masse ; il flagelle ensuite toutes les parties du corps, et enfin la main armée d'un gant, il le couvre d'une mousse de savon aromatique et le frictionne vigoureusement de la tête aux pieds. On se place ensuite dans une baignoire dans laquelle on reçoit une douche d'eau modérément chaude. Après le bain on se couche bien enveloppé de couvertures de laine afin d'obtenir une abondante transpiration.

Emploi des bains de vapeur. — Les bains de vapeur sous les différentes formes que nous venons de décrire sont employés contre les douleurs rhumatismales et les névralgies chroniques, contre le lumbago, la sciatique, le torticolis. On les utilise également dans les dermatoses chroniques, dans l'obésité et la diathèse urique, enfin dans le catarrhe laryngo-bronchique chronique.

Bains d'air chaud. — *Étuves sèches.* — La température de ces étuves peut varier de 35° à 75°. — L'appareil le plus simple et le plus commode pour les bains d'étuve sèche est celui qui permet aux patients de tenir la tête hors de l'étuve et de respirer l'air extérieur. On s'asseoit sur un fauteuil disposé *ad hoc* et dont le siège, suffisamment élevé et percé de trous, est garni de linges pour protéger les fesses de l'action trop vive de la chaleur dégagée par une lampe à alcool placée au-dessous. Cette lampe est à 2, 3 ou 4 becs. — Deux couvertures de laine tombant jusqu'à terre enveloppent le tout de manière à ne laisser passer au dehors que la tête du patient dont les pieds reposent sur un escabeau ; les mollets sont garantis contre l'action directe de la chaleur de la lampe par une planchette percée de trous, comme le siège et l'escabeau, pour le passage de l'air chaud.

Dès que la transpiration est établie il y a avantage à ouvrir une fenêtre. — Le bain dure une demi-heure environ.

Incubation. — Ce procédé aujourd'hui complètement tombé dans l'oubli fut imaginé par J. Guyot et eut à son apparition un grand retentissement. Il consistait à placer le membre affecté de plaie, de quelque nature qu'elle fût, mais surtout les plaies résultant d'une opération, dans une boîte vitrée où l'air était maintenu à une température constante de 36° à l'aide d'une lampe à alcool. — De brillants succès firent la fortune de la nouvelle méthode, puis de nombreux revers la firent abandonner. Il nous paraît facile d'expliquer aujourd'hui ces résultats si différents : s'agissait-il de douleurs, de névralgies, d'arthrites ou de plaies par hasard aseptiques, la méthode faisait merveille. Au contraire, lorsqu'on avait affaire à des blessures infectées, ce qui était la règle, les microbes pullulaient à loisir dans ce milieu qui leur était on ne peut plus favorable et le sort du blessé dépendait de leur espèce et de leur virulence. Il est bien certain qu'avec l'aide de la méthode antiseptique, le procédé de Guyot n'aurait eu que des succès à enregistrer, surtout si la température employée avait été plus élevée.

CHAPITRE VI

APPAREILS PERMETTANT D'EMPLOYER DE TRÈS HAUTES TEMPÉRATURES

Malgré les résultats satisfaisants obtenus par les divers procédés que nous venons d'indiquer, il est facile de voir que tous offrent quelques points faibles : tantôt c'est le degré et la durée de la température qui sont insuffisants, tantôt c'est la méthode qui est défectueuse par elle-même. — Le bain d'étuve a le grand inconvénient de forcer le malade de respirer la vapeur chaude ; on a voulu tourner la difficulté par l'emploi de la caisse qui laisse la tête à l'air libre, mais cet artifice ne supprime pas le défaut capital des bains de vapeur, défaut qui réside dans l'emploi même de la vapeur. Cette atmosphère saturée d'humidité paralyse la défense de l'organisme en supprimant l'évaporation de la sueur qui, comme nous l'avons vu, est le moyen le plus puissant dont dispose l'économie pour lutter contre la chaleur. Il s'ensuit qu'on ne peut atteindre et faire supporter au patient que des températures tout à fait insuffisantes pour produire des effets énergiques et durables : Les bains de vapeur excellents comme moyen hygiénique restent au-dessous de leur tâche comme moyen thérapeutique.

Il y a longtemps qu'on s'est aperçu de ce grave inconvénient, et les étuves *dites* sèches avaient pour but d'y parer. Mais ne voit-on pas tout de suite que l'air, fût-il sec au début de l'opération, la sudation abondante, qui s'établit dès que la température s'élève, suffit à le rendre humide, et cela extrêmement rapidement.

Il fallait donc trouver un appareil permettant d'employer l'air sec, et de le maintenir sec pendant toute la durée du bain. A cette condition seule on pouvait espérer atteindre les températures les plus élevées, l'organisme était alors à même de réagir librement et de lutter avec tous ses moyens de défense.

APPAREIL DE TALLERMAN

C'est Tallerman qui le premier parvint à résoudre ce problème, et cela très simplement.

Son appareil qui, depuis deux ans avait déjà fait ses preuves dans différents hôpitaux en Angleterre, fut présenté pour la première fois en France en décembre 1895, à l'hôpital Laënnec, dans le service de notre maître M. Oulmont. Un an plus tard, M. E. Chrétien, interne du service, publiait dans la *Presse Médicale* un article dans lequel il décrivait la nouvelle méthode et signalait les heureux effets qu'il en avait retirés.

Depuis cette époque deux appareils fonctionnent journellement dans le même hôpital, dans le service de M. le Pr Landouzy, et les observations sont nombreuses qui confirment les premiers succès obtenus.

C'est l'exposé de cette méthode que nous allons faire maintenant, en nous servant du travail de M. Chrétien qui a bien voulu nous y autoriser, et en y ajoutant le résultat de nos recherches personnelles.

Description. — L'appareil de Tallerman-Sheffield se compose essentiellement d'un cylindre en cuivre rouge de 50 centimètres de diamètre sur 75 centimètres de long. Il est fermé à l'une de ses extrémités par un couvercle mobile articulé à la partie inférieure et pouvant fermer hermétiquement au moyen d'une forte vis située à la partie supérieure et qui s'emboîte dans le cylindre. A l'autre extrémité est fixé un manchon de toile caoutchoutée destiné à enserrer au moyen d'une coulisse la racine du membre malade. A l'intérieur du cylindre une double enveloppe en métal perforé sur laquelle reposent des coussins recouverts de toile d'amiante.

A la partie supérieure de l'appareil se trouve un thermomètre placé dans une enveloppe de cuivre et dont la cuvette vient plonger jusqu'au centre du cylindre. Une fenêtre pratiquée dans le manchon permet de se rendre compte à tout instant de la température à laquelle est soumise la partie malade. L'échelle graduée en degrés centigrades et Fahrenheit va de 60° à 150° centigrades. A la partie supérieure du cylindre on remarque encore un double robinet permettant de faire passer à l'intérieur des vapeurs médicamenteuses et antiseptiques, si on le juge utile, — enfin un manomètre indiquant la pression.

A la partie inférieure une triple rampe de gaz protégée par un fourneau de tôle peut être mise en communication avec une conduite quelconque au moyen d'un tube de caoutchouc.

L'appareil, muni de poignées destinées à le rendre plus maniable, repose horizontalement sur un châssis en fer muni de roulettes, qui permet de le déplacer plus facilement.

Manuel opératoire. — Le malade simplement revêtu d'une chemise ou d'un peignoir de flanelle est couché sur un lit ou sur une chaise longue, et enveloppé dans une couverture de laine, à l'exception du membre malade. Celui-ci doit être recouvert d'un linge doux de *lint* ou de flanelle, par exemple, destiné à atténuer l'action trop brusque de la chaleur. Au bout de quelque temps, lorsqu'on aura tâté la sensibilité du sujet, on pourra avec avantage supprimer cet enveloppement, mais au bras seulement, car chez la plupart des individus le membre inférieur est beaucoup plus sensible à l'action de la chaleur. L'enveloppement doit être plus épais au niveau des orteils, et même avec cette précaution on ne peut pas atteindre une température aussi élevée que lorsqu'il s'agit du membre supérieur.

L'appareil doit être allumé depuis 25 à 30 minutes : il faut en effet ce temps pour porter l'air intérieur à une température de 60 à 70°, une température moindre prolongerait la durée du bain ce qui fatiguerait inutilement le malade.

Le membre est alors introduit dans le cylindre en évitant soigneusement tout contact avec les parois, et placé sur les coussins d'amiante. On ferme le cylindre à une extrémité en vissant le couvercle, puis à l'autre,

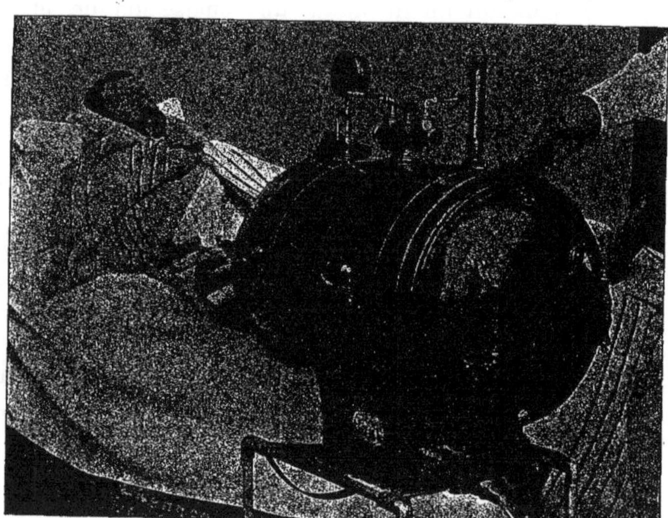

Appareil de Tallerman.

en remontant le manchon de toile caoutchoutée jusqu'à la racine du membre et en le liant.

La température monte progressivement pour atteindre 110° au bout d'un quart d'heure environ, point qu'il ne faudra guère dépasser dans la première séance; mais dans les suivantes, si la réaction n'a pas été trop intense, on ira à 120, 130°. Certains malades peuvent même supporter 140° et jusqu'à 150°, mais il faut les surveiller attentivement et être prêt à intervenir immédiatement dès qu'ils se plaindront de la chaleur. Pour cela, la personne qui manœuvre l'appareil, tenant en main la vis munie d'une poignée de bois, n'a qu'à lui imprimer un léger mouvement de rotation pour que le couvercle se détache et bascule de haut en bas autour de la charnière. Dès que le cylindre est ouvert l'air qui était devenu humide par suite de la diaphorèse plus ou moins abondante est remplacé par de l'air sec, et au bout de 10 ou 15 secondes l'appareil étant refermé, la température qui n'a pas sensiblement baissé (à peine un ou deux degrés), est de nouveau parfaitement supportée. Il est prudent, même alors que le malade ne se plaint pas, d'ouvrir ainsi le couvercle toutes les 10 minutes environ, sinon on risquerait d'intervenir trop tard, alors qu'une brûlure serait déjà produite.

La durée du bain est ordinairement de 45 à 50 minutes, et, à moins que le sujet ne soit très fatigué par une sudation abondante, on donnera un bain tous les jours ou tous les deux jours, en plaçant dans l'appareil tantôt un membre, tantôt l'autre si l'affection n'est pas localisée à une seule région.

Quant à la température maxima atteinte à chaque séance, elle varie suivant la plus ou moins grande sensibilité du malade, et même du membre placé dans le cylindre. C'est le patient lui-même qui fixe le degré auquel on doit s'arrêter.

La séance terminée, le membre est retiré de l'appareil, essuyé et enveloppé; on laisse le malade bien couvert reposer dans le lit, jusqu'à ce que la transpiration ait cessé, soit une demi-heure environ.

Pendant ce temps, s'il s'agit d'une entorse ou d'une affection articulaire, il sera bon de pratiquer un massage méthodique et d'imprimer à l'articulation des mouvements de plus en plus étendus.

Le nombre et le rapprochement des bains varient suivant les cas, leur gravité, la réaction du malade, les effets obtenus.

Effets immédiats. — Dès que le membre est soumis dans l'appareil à l'action de la chaleur on observe les phénomènes suivants:

C'est d'abord une rougeur très marquée des téguments, indiquant une vaso-dilatation intense ;

C'est ensuite une diaphorèse très abondante.

Ces deux phénomènes s'observent sur toute la surface du corps, mais ils sont beaucoup plus accusés au niveau du membre traité.

La physiologie nous a démontré que c'étaient là les deux principaux moyens dont disposait l'organisme pour lutter contre la chaleur ; quant au troisième, l'accélération de la respiration, il n'a pas à intervenir ici, les deux premiers suffisant largement à maintenir la température normale. Jamais nous n'avons observé, non seulement la dyspnée si fréquente dans les bains chauds ou les bains de vapeur, mais même une simple augmentation des mouvements inspiratoires.

Il est facile d'en donner l'explication : dans les bains chauds comme dans les bains de vapeur humide, l'évaporation de la sueur est impossible ; d'autre part, l'augmentation de la circulation périphérique ne peut amener la moindre réfrigération, puisque le corps est plongé dans un milieu dont la température est supérieure à la sienne propre ; l'organisme est donc forcé d'avoir recours à la dernière ressource qui lui reste, la ventilation pulmonaire.

Avec l'appareil Tallerman, au contraire, la dilatation générale des vaisseaux cutanés mettant une grande quantité de sang en contact avec l'air extérieur à une température de 15 à 20° (sauf au niveau du membre placé dans le cylindre) et l'évaporation se produisant sur *toute* la surface du corps, on comprend facilement que ces deux moyens suffisent à contrebalancer l'action de la chaleur. Il faut tenir compte d'ailleurs de ce fait que cette action, bien que très intense, n'agit que *localement* sur une portion relativement faible du corps.

Parmi les effets d'ordre secondaire on observe une accélération plus ou moins marquée du pouls, dépendant évidemment de la vaso-dilatation périphérique provoquée, qui facilite le fonctionnement du cœur dont les contractions sont plus énergiques, par suite de l'abaissement de la tension artérielle. Cette augmentation ordinairement de 10 peut atteindre 15 et même 20 pulsations à la minute.

Schreiber a étudié avec le sphygmographe l'action des bains d'air chaud sur le système circulatoire. Des courbes recueillies de 5 en 5 minutes montrent que les pulsations deviennent de plus en plus amples et le dicrotisme de plus en plus marqué. La réplétion plus considérable des artères périphériques coexistant avec le relâchement des parois artérielles, débute longtemps avant la sudation et augmente jusqu'à l'apogée du stade de sueur. Quand les sueurs commencent à diminuer, c'est d'abord le dicrotisme qui s'atténue tandis que l'augmentation de réplétion des artères est encore reconnaissable un quart d'heure après la cessation des sueurs.

On observe encore une élévation légère et momentanée de la température centrale. Cette élévation qui ne dépasse jamais un degré nous paraît facile à expliquer. On sait en effet que chez les animaux à sang chaud, la température n'est pas absolument fixe. Chez l'homme, par exemple, elle varie de 1 degré environ, à l'état physiologique, sous diverses influences (digestion, fatigue, etc.) et le chiffre de 37° n'est qu'une moyenne, les extrêmes étant 36°,5 et 37°,5. Il nous semble donc logique d'admettre que l'organisme ne met en jeu ses moyens de défense que lorsque la température centrale a atteint son maximum physiologique qui ne doit pas être dépassé, et ce qui le prouve c'est que dans nos nombreuses observations, nous n'avons jamais vu la température dépasser 37°,5 à la fin de la séance, quelle qu'ait été la température initiale.

Tels sont les effets généraux du bain d'air sec surchauffé.

Localement le fait le plus frappant, c'est la diminution rapide et quelquefois même la disparition immédiate des phénomènes douloureux. Le malade accuse une sensation de bien-être, il sent que ses articulations se déraidissent, et les mouvements impossibles un instant auparavant deviennent faciles lorsque l'impotence fonctionnelle était due uniquement à la douleur.

Certains sujets se plaignent parfois de fourmillements, d'élancements, ou de sensations qu'ils comparent à des secousses électriques, mais cela dure peu, et peut être facilement toléré.

La séance terminée on constate, comme nous l'avons dit, que les mouvements sont plus libres, plus étendus, moins douloureux. On peut mettre ce fait en évidence au moyen du dynamomètre : tel malade qui avant le bain amenait péniblement l'aiguille à la division 20, l'amènera à 30 après. Bien plus, supposons que les deux mains soient également atteintes, et que la pression du dynamomètre donne 20 pour les deux côtés ; après la séance la main qui a été placée dans l'appareil amènera 30 et l'autre 25 : fait intéressant à noter et qui prouve que l'action du bain est générale, mais plus intense sur la région directement soumise au traitement.

Nous donnons ci-dessous des tableaux se rapportant à quelques-unes des observations qu'on trouvera plus loin, et sur lesquels nous avons noté les variations de la température, du pouls et de la pression imprimée au dynamomètre avant et après les séances.

Tableau I

Observation n° VI. — **Rhumatisme chronique.**

DATE 1898	SÉANCE	MEMBRE TRAITÉ	TEMPÉRAT. de L'APPAREIL — Début	TEMPÉRAT. de L'APPAREIL — Fin	DURÉE DU BAIN	TEMPÉRAT. AXILLAIRE — Avant	TEMPÉRAT. AXILLAIRE — Après	NOMBRE de PULSATIONS — Avant	NOMBRE de PULSATIONS — Après	DYNAMOMÈTRE AVANT — Droite	DYNAMOMÈTRE AVANT — Gauche	DYNAMOMÈTRE APRÈS — Droite	DYNAMOMÈTRE APRÈS — Gauche
13 juill.	1re	Bras droit . .	110°	130°	40'	36°1	36°9	86	98	40	80	45	85
16 —	2e	— . .	130	134	40	36 2	37	88	92	45	85	50	87
19 —	3	— . .	110	128	45	36	36 9	88	100	50	85	60	100
20 —	4	— . .	110	126	50	36 1	36 9	88	92	52	90	63	98
22 —	5	— . .	128	134	45	36 2	37 1	84	88	70	90	75	98
23 —	6	— . .	106	116	45	36 2	37 1	94	100	70	90	72	96
26 —	7	— . .	90	122	45	36	36 9	76	80	74	95	80	100
27 —	8	— . .	110	130	45	36 4	37	84	96	76	96	85	100

Tableau II

Observation n° XIV. — **Rhumatisme blennorrhagique.**

DATE 1898	SÉANCE	MEMBRE TRAITÉ	TEMPÉRAT. de L'APPAREIL — Début	TEMPÉRAT. de L'APPAREIL — Fin	DURÉE DU BAIN	TEMPÉRAT. AXILLAIRE — Avant	TEMPÉRAT. AXILLAIRE — Après	NOMBRE de PULSATIONS — Avant	NOMBRE de PULSATIONS — Après	DYNAMOMÈTRE AVANT — Droite	DYNAMOMÈTRE AVANT — Gauche	DYNAMOMÈTRE APRÈS — Droite	DYNAMOMÈTRE APRÈS — Gauche
18 juill.	1re	Bras droit . .	120°	130°	45'	36°1	37°1	84	88	0	95	0	95
19 —	2e	— . .	70	114	50	36 5	37 3	92	100	0	95	0	95
20 —	3	— . .	70	112	50	36 2	37 4	100	110	0	95	0	95
21 —	4	— . .	122	128	40	36 3	37 3	96	100	0	95	0	95
22 —	5	— . .	120	134	45	36 3	37 1	86	94	0	95	0	95
23 —	6	— . .	112	122	40	36 2	37 1	82	90	0	95	0	95
24 —	7	— . .	80	122	45	36 1	36 8	78	82	0	95	0	95
25 —	8	— . .	116	128	40	36 1	37	70	74	0	95	0	95
26 —	9	— . .	110	128	40	36	36 9	72	76	0	95	0	95
27 —	10	— . .	110	126	40	36 6	37 2	76	80	0	95	0	95
28 —	11	— . .	110	126	45	36 4	37 2	88	96	0	95	0	95
29 —	12	— . .	80	116	50	36 2	36 9	84	88	18	98	22	100
30 —	13	— . .	80	112	50	36 3	36 8	80	88	22	98	23	100
1er août	14	— . .	90	114	45	36 3	37 1	80	88	23	98	25	100
2 —	15	— . .	60	116	45	36 5	37 1	76	80	25	100	28	100
3 —	16	— . .	70	118	50	36 3	37 2	72	88	27	100	32	100

Tableau III

Observation n° I. — **Rhumatisme déformant.**

DATE 1898	SÉANCE	MEMBRE TRAITÉ	TEMPÉRAT. de l'appareil		DURÉE du BAIN	TEMPÉRAT. axillaire		NOMBRE de pulsations		DYNAMOMÈTRE Avant		DYNAMOMÈTRE Après	
			Début	Fin		Avant	Après	Avant	Après	Main droite	Main gauche	Droite	Gauche
19 juin.	1re	Bras droit.	60°	120°	50	36°2	36°5	80	88	20	20	23	22
21 —	2e	—	90	126	50	36 4	36 8	88	90	22	22	30	26
22 —	3	—	90	122	50	36 1	37	84	90	30	30	33	32
23 —	4	—	105	130	55	36 2	36 8	86	90	32	35	33	35
24 —	5	Jambe gauche.	80	115	45	36 6	36 8	80	88	32	32	34	34
25 —	6	Bras droit.	90	120	50	36 3	37 2	86	95	30	32	32	32
27 —	7	Jambe droite.	90	104	50	36 6	37 5	88	90	29	29	32	32
28 —	8	—	90	120	50	36 2	36 8	84	86	30	30	34	34
29 —	9	—	88	108	55	36	36 7	80	96	38	42	41	42
30 —	10	Bras droit.	92	115	55	36 2	36 8	86	96	38	40	38	40
1er juil.	11	—	92	118	45	36	36 6	80	92	38	40	40	40
2 —	12	—	90	122	50	36 1	36 8	80	92	38	40	40	40
3 —	13	—	120	142	50	36	36 5	80	88	40	35	40	38
4 —	14	—	90	126	50	36	37	76	84	39	40	41	39
5 —	15	—	86	126	50	36 1	36 5	76	80	42	38	45	40
6 —	16	Jambe droite.	100	114	50	36	36 5	76	80	38	34	40	36
7 —	17	Bras droit.	98	132	50	36	37	80	92	35	35	40	35
8 —	18	—	90	120	50	36	36 5	80	86	35	34	40	38
9 —	19	Jambe gauche.	88	118	50	36 4	36 9	80	84	36	34	39	38
10 —	20	Bras droit.	92	126	50	36	36 6	80	84	38	35	41	38
11 —	21	—	100	122	50	36	36 5	76	84	40	35	41	38
12 —	22	—	92	122	50	36	36 5	76	84	40	35	42	39
13 —	23	Bras gauche.	92	122	50	36	37	76	80	40	36	43	39
16 —	24	Bras droit.	95	130	50	36	36 7	80	88	41	39	43	42
17 —	25	—	80	124	50	36 1	36 7	76	84	40	37	43	41

Accidents. — Le seul accident à craindre, ce sont les brûlures; mais disons de suite qu'en prenant les précautions que nous avons indiquées, elles sont extrêmement rares, puisque *jamais nous n'en avons observé* chez aucun de nos malades.

On devra donc : 1° envelopper soigneusement de *lint* ou de flanelle le membre malade en se gardant de serrer trop fortement les liens; 2° éviter tout contact avec les parois du cylindre en l'y introduisant ou en le retirant; 3° ouvrir le couvercle *immédiatement,* dès que le patient se plaindra de la chaleur; 4° ouvrir toutes les 10 minutes, alors même que le malade ne le réclame pas; 5° ne jamais dépasser 100° à 110° à la première séance.

Enfin on devra toujours songer aux troubles de la *thermesthésie* qui peuvent accompagner divers états morbides.

Bien que cela ne nous soit pas arrivé, nous savons qu'on peut voir un malade se plaindre au sortir du bain d'une sensation de picotement ou même de brûlure, en un point des téguments qui paraît cependant absolument normal. Le lendemain seulement apparaît en ce point une vésicule plus ou moins étendue, qu'il faudra traiter par les moyens ordinaires. C'est là évidemment un inconvénient, qu'il importe, en prenant les précautions indiquées, de réduire à son minimum. Il sera bon, au commencement du traitement, d'en prévenir le malade, de manière à se mettre à couvert, et à ne pas risquer de compromettre une méthode qui ne saurait échapper à cette règle, commune à la plupart des thérapeutiques, de présenter quelques inconvénients à côté de beaucoup d'avantages.

D'ailleurs quand pareil accident arrive il n'est pas nécessaire de suspendre le traitement. On peut le continuer en agissant, non plus sur le membre malade mais sur le membre similaire. Nous venons de voir en effet que chez les malades atteints de polyarthrite le bain d'air chaud n'agit pas seulement sur l'articulation enfermée dans l'appareil; son influence se fait également sentir sur les autres articulations malades, même celles du côté opposé; l'effet obtenu est seulement moindre. Aussi lorsque, pour une raison ou une autre, une brûlure par exemple, il a été impossible d'agir directement sur le membre malade, a-t-on essayé, et avec succès, d'agir indirectement en plaçant dans l'appareil le membre similaire sain. L'effet est moindre, comme nous l'avons dit, mais il ne s'en fait pas moins sentir, et cela permet même en cas d'accident de ne pas suspendre complètement le traitement.

Indications et contre-indications. — Disons de suite qu'il n'y a pas à notre connaissance de contre-indications formelles à l'application des bains d'air sec surchauffé :

L'existence d'une affection cardiaque ne s'oppose nullement à leur emploi, bien au contraire. Nous avons traité en effet une rhumatisante (Obs. VI) atteinte d'une lésion mitrale des plus nettes qui présentait outre un souffle systolique très fort à la pointe, des palpitations, de la dyspnée d'effort, et de l'œdème des jambes. Dès le 6e bain la malade nous faisait remarquer d'elle-même qu'elle n'avait plus de palpitations, et qu'elle montait les escaliers sans être obligée de s'arrêter comme auparavant. L'œdème avait disparu, et à l'auscultation le souffle avait très notablement diminué.

L'observation VII que nous devons au Dr Chrétien relate un fait analogue.

Quant aux affections de l'appareil respiratoire, plusieurs observations publiées dans les journaux de médecine anglais concernent des malades qui présentaient, outre leur arthropathie, de la bronchite chronique. Celle-ci se serait améliorée au cours des bains d'air chaud, de telle façon qu'on aurait appliqué ce traitement, de propos délibéré, à des cas d'affections des voies respiratoires : cette tentative aurait été couronnée de succès.

Reste enfin l'appareil rénal. Voici ce que le Dr Chrétien nous dit à ce sujet :

« J'ai examiné rigoureusement les urines de tous les malades qui ont été soignés à l'hôpital Laënnec ; il ne s'en est trouvé aucun présentant des modifications quantitatives ou qualitatives (sucre, albumine) des urines. *A priori,* il ne semble pas que les bains d'air sec chaud puissent avoir une influence fâcheuse sur le rein normal ou pathologique. C'est tout au plus si chez certains néphrétiques, ils pourraient, en abaissant la tension vasculaire, diminuer la diurèse.

L'analyse des urines n'a pas porté seulement sur les modifications pouvant exister avant le traitement ; nous avons cherché également si les bains d'air chaud influaient sur la quantité des substances excrétées normalement par les urines dans les vingt-quatre heures.

Dans l'observation XIII les urines ont été analysées après chaque bain. Elles n'ont révélé qu'une très légère augmentation dans l'élimination des sels, en particulier des chlorures. Quant au coefficient quotidien de l'urée il est passé de $20^{gr},97$ à $25^{gr},50$.

A ce point de vue l'observation XXII est plus intéressante, car chez l'ancien goutteux auquel elle a trait, l'élimination quotidienne de l'acide urique qui était de 57 centigrammes après le 4° bain est montée à 89 centigrammes après le 9°. »

Passons maintenant aux *indications* du traitement par l'air sec surchauffé.

En premier lieu viennent toutes les *affections douloureuses des membres,* que ces douleurs siègent dans les articulations, dans les masses musculaires ou sur le trajet des nerfs.

Viennent ensuite les *arthrites aiguës* ou *chroniques* quelle qu'en soit la nature (goutte, fièvre rhumatismale, blennorrhagie, tuberculose), quelle qu'en soit l'ancienneté.

Nous ne prétendons pas que ce traitement puisse faire disparaître les déformations des vieux rhumatisants, leurs adhérences fibreuses, leurs atrophies musculaires ; mais il calme leurs douleurs, et leur rend quelques mouvements possibles comme le prouvent les observations II, IV, etc.

Le traitement des *entorses* par cette méthode donne d'excellents résultats.

Certains *ulcères atones* dont la cicatrisation est entravée et retardée par la mauvaise nutrition des tissus sous-jacents et ambiants ne tardent pas à guérir sous l'influence de l'air sec surchauffé, ce qui s'explique facilement par la stimulation imprimée à la circulation languissante.

Il est encore de nombreuses affections qui nous paraissent justiciables de ce traitement.

Nous citerons d'abord le *chancre mou,* puisque comme nous l'avons vu, le bacille de Ducrey-Unna ne résiste pas aux hautes températures. Puis le *lumbago,* ainsi que les affections de la hanche et du bassin (coxalgie, sacro-coxalgie, maladie de Brodie).

L'appareil que nous avons décrit n'est pas applicable à ces différents cas, puisqu'il ne peut recevoir que les membres ; mais nous savons que Tallerman a construit un nouveau modèle dans lequel on peut placer le bassin ou le tronc et destiné au traitement de ces diverses affections : le cylindre qui n'a guère que $0^m,40$ de long a un diamètre de $0^m,80$ environ. Il est fermé à ses deux extrémités par deux manchons de toile caoutchoutée, et le couvercle destiné à laisser échapper l'air humide a été remplacé par une porte placée à la partie supérieure du cylindre. Pour se servir de cet appareil on le place entre deux tables recouvertes de deux matelas. Sur l'un repose la tête et la partie supérieure du tronc, sur l'autre les membres inférieurs.

Nous n'avons pas eu cet appareil à notre disposition, mais nous ne doutons pas qu'on en obtienne d'excellents résultats dans les maladies que nous venons de citer.

OBSERVATIONS

Laissant de côté les nombreuses observations publiées en Angleterre sur le traitement Tallerman, et qu'on trouvera réunies dans l'ouvrage du Dr A. Shadwell, nous ne voulons donner ici que des observations prises à Paris, soit à l'hôpital Laënnec, soit en ville. Nous en devons un certain nombre au Dr Chrétien, les autres nous sont personnelles ; elles sont inédites pour la plupart, quelques-unes seulement ont été publiées dans la *Presse médicale* du 26 décembre 1896 (n° 106).

Observation I (Inédite)

Hôpital Laënnec. — Service du Pr Landouzy

Rhumatisme chronique déformant.

Madeleine L., 24 ans, couturière. Pleurésie à 7 ans, depuis aucune maladie.

Le début de l'affection actuelle remonte à 3 ans ; elle fut chronique d'emblée, car la malade déclare n'avoir jamais eu de fièvre. C'est au niveau des petites articulations des mains que les premières douleurs apparurent, et dès le printemps 1896 les doigts étaient notablement tuméfiés. Depuis, toutes les articulations furent prises tour à tour : les poignets, les coudes, les épaules, les genoux, les cous-de-pied, la colonne vertébrale.

La malade fut traitée par le salicylate de soude, la teinture d'iode, les bains de vapeur. En août 1897 elle fit une saison à Bourbonne-les-Bains et en retira un certain bénéfice, car elle n'eut pas de poussée aiguë pendant tout l'hiver. Mais depuis le mois de mars 1898 la malade souffre continuellement : à diverses reprises la marche a été impossible, elle ne peut plus s'habiller seule ni se coiffer ; à un certain moment elle fut obligée de se servir de la main gauche pour porter les aliments à sa bouche. Elle a perdu 8 kilos depuis deux ans.

État actuel (19 juin 1898). — La malade est pâle et amaigrie. Elle présente de nombreuses déformations : au niveau des mains on constate de l'atrophie des inter-osseux, les doigts sont dans la demi-flexion ; la flexion et l'extension complètes sont impossibles ; les têtes des métacarpiens et des phalanges sont très augmentées de volume. Les genoux sont globuleux et on détermine très nettement le choc rotulien des deux cotés ; les cous-de-pied sont également tuméfiés, les orteils présentent les mêmes déformations que les doigts et sont déviés en dehors.

La pression des bourses séreuses plantaires est très douloureuse, de même que tous les mouvements qu'on imprime aux articulations malades.

Le cœur n'a pas été touché. Les autres organes sont sains.

25 *bains*. — Dès les premières séances les douleurs ont beaucoup diminué et le sommeil est revenu. Après le 3e bain, la malade pouvait s'habiller sans aide.

Après le 9e, on peut redresser les doigts complètement.

Après le 13e, la malade pouvait reprendre son travail.

Après le 25e, la malade quittant Paris, le traitement est interrompu. A ce moment il n'y a plus de douleurs, les mouvements sont beaucoup plus étendus, la tuméfaction a notablement diminué, surtout au niveau des genoux qui ne contiennent plus de liquide, mais les déformations des mains persistent.

Deux mois après (15 octobre), l'amélioration avait persisté, les douleurs n'avaient pas reparu et l'état général était bien meilleur (augmentation de 2 kilogrammes).

(Voir le tableau n° III, page 62.)

Observation II

(Publiée par le Dr Chrétien)

Hôpital Laënnec. — Service de M. Oulmont

Rhumatisme chronique déformant ancien.

Jean P., 49 ans. Début de la maladie en 1885. Déformation des doigts et des orteils ; ankylose avec position vicieuse des grandes articulations. Les mouvements peu étendus sont extrêmement douloureux. Les bras sont accolés au tronc, les jambes semi-fléchies. Depuis deux ans P. est immobilisé au lit avec une impotence fonctionnelle absolue.

Le malade a pris 15 bains d'air chaud. Dès le début du traitement les douleurs ont presque entièrement disparu. On a vu revenir peu à peu des mouvements limités d'élévation et d'abduction des deux bras, de flexion et d'extension des deux coudes.

Les mouvements de flexion, d'extension et d'opposition des doigts se sont partiellement rétablis.

Le malade peut porter ses mains sur et derrière la tête ; il peut se servir de ses mains pour couper son pain, sa viande, boire, manger, toutes choses impossibles depuis bientôt deux ans.

Du côté des membres inférieurs résultat pour ainsi dire nul

---

(1) Nous avons revu ce malade en juillet 1898 à l'hospice de Brévannes ; l'amélioration obtenue s'est en partie maintenue au bout de près de trois ans. Les mouvements des membres supérieurs se font lentement, mais sans douleur. P. est encore capable de manger seul.

quant aux mouvements, ce qu'il faut attribuer à l'existence d'adhérences fibreuses multiples.

Le malade peut lever quelque peu les jambes au-dessus de son lit. Ses douleurs ont complètement disparu.

Observation III (Inédite)

Hôpital Laënnec. — Service du Pr Landouzy

Rhumatisme chronique déformant ancien.

Eugénie C.. 40 ans, lingère. Rien à signaler dans les antécédents. L'affection actuelle a débuté il y a 16 ans et a suivi une marche progressive depuis cette époque.

La malade présente des déformations considérables : aux deux mains, le médius et l'annulaire sont immobilisés dans la flexion. Le poignet droit est ankylosé ; le coude droit présente une tuméfaction considérable, les mouvements de flexion et d'extension sont très limités, ceux de pronation et de supination sont impossibles. Du côté gauche le poignet jouit encore de quelques mouvements, mais le coude est ankylosé à angle droit. Du côté des membres inférieurs le genou droit est immobilisé dans une légère flexion, le gauche a des mouvements très limités. Les pieds ne présentent pas de déformations notables.

5 *bains*. — Les douleurs cèdent dès le 3e bain, les mouvements sont plus étendus. Après le 5e, nous pouvons ramener les deux jambes dans l'extension complète.

La malade très améliorée peut reprendre son travail.

Observation IV

(Publiée par le Dr Chrétien)

Hôpital Laënnec. — Service de M. Oulmont

Rhumatisme chronique déformant ancien.

Alfred G., 43 ans. Début de la maladie en 1888. Déformations considérables des pieds et des mains. Ankyloses fibreuses des grandes et petites articulations avec attitudes vicieuses. Douleurs excessives qui arrachent des cris au malade sitôt que l'on essaye de les mobiliser.

8 *bains*. — Disparition de la douleur. Le malade arrive à toucher son front de sa main gauche et à mettre sa main droite derrière sa tête. Les mains, autrefois fermées, s'ouvrent maintenant, mais incomplètement.

Le malade mange seul, ce qu'il ne pouvait plus faire depuis longtemps. Résultat médiocre du côté des membres inférieurs.

Observation V

(Publiée par le Dr Chrétien)

Hôpital Laënnec. — Service du Pr Landouzy

Rhumatisme déformant des mains à marche rapide.

Louise B., 32 ans. La maladie a débuté vers le milieu de l'année 1894, par une crise de fièvre rhumatismale généralisée, occupant plus particulièrement les petites articulations des pieds et des mains. Rien ne permet de dire qu'il se soit agi là de rhumatisme blennorrhagique.

A la suite de cette première attaque, les articulations des mains restèrent tuméfiées et légèrement douloureuses ; elles furent le siège de petites poussées subaiguës au cours desquelles les mains se déformèrent progressivement.

C'est pendant une de ces crises que la malade a été soumise au traitement. Elle a pris 7 bains.

Les douleurs ont disparu presque immédiatement, de telle façon que la malade a pu recommencer à tricoter : diminution de la tuméfaction. Traitement interrompu par le départ de la malade.

Observation VI (Inédite)

Hôpital Laënnec. — Service du Pr Landouzy

Rhumatisme articulaire subaigu. — Lésion mitrale.

Maria C..., 26 ans. Antécédents personnels: rougeole à 14 ans. Chlorose de 17 à 19 ans.

La première attaque de rhumatisme articulaire aigu date de janvier 1894. Ce furent les genoux et les cous-de-pied à droite et à gauche qui furent atteints. La malade garda le lit 3 mois et fut traitée par le salicylate de soude.

En janvier 1896, seconde attaque localisée aux deux membres supérieurs. Dure deux mois. Salicylate.

En novembre 1897, attaque d'influenza (à la suite de laquelle on constate pour la première fois une lésion mitrale), bientôt suivie d'une 3e attaque de rhumatisme articulaire aigu généralisé. La malade fut alitée 3 mois.

Depuis des douleurs subaiguës ont toujours persisté et c'est pour cela qu'elle vient nous trouver (13 juillet 1898).

Les articulations ne sont pas tuméfiées, mais les mouvements sont très limités au niveau des mains.

Rien du côté des membres inférieurs.

La malade se plaint en outre de palpitations. A l'auscultation on trouve un souffle systolique très net à la pointe. Il y a de l'œdème des jambes et de la dyspnée d'effort.

8 *bains*: amélioration très rapide ; dès le 6e, il n'y a plus de douleurs, les mouvements sont beaucoup plus étendus. La malade nous fait remarquer d'elle-même qu'elle n'a plus de palpitations, et qu'elle peut monter les escaliers sans s'arrêter. L'œdème des jambes a complètement disparu et à l'auscultation le souffle a très notablement diminué. (Voir tableau n° 1, page 61.)

OBSERVATION VII

(Publiée par le Dr CHRÉTIEN)

Hôpital Laënnec. — Service du Pr LANDOUZY

Fièvre rhumatismale subaiguë. — Maladie mitrale.

Blanche T..., 23 ans. Première (?) attaque de fièvre rhumatismale. Rétrécissement mitral avec insuffisance, à début inconnu.

Douleurs généralisées subaiguës déterminant une impotence relative : exagérées par la pression et les mouvements passifs.

Après 3 bains, les douleurs sont suffisamment atténuées pour que la malade demande à quitter l'hôpital.

OBSERVATION VIII (Inédite)

Hôpital Laënnec. — Service du Pr LANDOUZY

Fièvre rhumatismale subaiguë.

Catherine C..., 23 ans. Antécédents personnels : migraines et angines. Influenza en 1892.

Violente attaque de rhumatisme en 1893, localisée aux deux pieds, rien qui puissse faire penser à une infection gonococcique.

Durée 3 semaines. — Traitée par le salicylate de soude et la teinture d'iode : guérison complète sans déformations.

Retour des phénomènes douloureux en novembre 1896, à la suite d'une angine. Début par les pieds, puis généralisation. La malade garda le lit pendant trois semaines.

On applique des pointes de feu et on donne du salicylate de soude sans succès.

Depuis cette époque, état douloureux chronique avec paroxysmes.

La malade est amenée à l'hôpital Laënnec, le 29 janvier 1897, dans un état d'impotence presque complète. Elle présente une tuméfaction douloureuse des deux articulations tibio-tarsiennes remontant au-dessus de la cheville et descendant assez bas sur la face dorsale du pied. — Douleurs dans les genoux avec flexion incomplète. — Douleurs moins vives dans les mains, les poignets, les coudes, les épaules et la colonne vertébrale.

Commencement de déformation des doigts, surtout du médius de la main droite.

La malade a pris 17 bains:

Dès les premières séances, diminution de la douleur.

Après le 3e bain, diminution de la tuméfaction des pieds (2 centimètres et demi pour le pied droit, 2 centimètres pour le pied gauche.)

Les douleurs disparaissent progressivement; elles persistent pendant un certain temps dans les cous-de-pied.

La malade ne souffre plus du tout en quittant l'hôpital.

Observation IX (Inédite)

Hôpital Laënnec. — Service du Pr Landouzy

Arthrite rhumatismale.

P..., 50 ans, lingère. A une sœur rhumatisante.

Dans les antécédents personnels, on relève: à 13 ans, rougeole; à 17 ans, variole; à 18 ans, fièvre typhoïde. A 28 ans, blennorrhagie, et à la suite arthrite du genou droit. Guérison complète au bout de 3 mois. — Il y a 3 ans, attaque de rhumatisme articulaire aigu avec fièvre violente, traitée par le salicylate de soude.

Le 14 janvier 1898, la malade fut prise brusquement, en pleine santé, d'une douleur vive dans l'épaule gauche.

La nuit suivante, l'articulation augmente rapidement de volume et devient rouge et douloureuse. Forte fièvre.

Trois jours après, le poignet gauche ainsi que les doigts de la main gauche étaient envahis. La crise dura 3 semaines.

La malade se présente à l'hôpital Laënnec le 16 juillet 1898. On constate que l'articulation de l'épaule gauche est notablement augmentée de volume, elle est douloureuse à la pression, les mouvements du bras sont très limités. Les petites articulations de la main gauche sont tuméfiées, la flexion complète est impossible.

A droite, la main est dans la demi-flexion, il est impossible d'étendre les doigts.

Du côté des membres inférieurs, on observe de nombreux craquements dans les deux genoux, mais les mouvements sont possibles et la malade n'en souffre pas.

4 *bains*, à la suite desquels la douleur de l'épaule a disparu. Les mouvements sont beaucoup plus étendus, la malade peut porter la main gauche derrière la tête, ce qu'elle n'avait pu faire depuis plus de six mois. La tuméfaction a légèrement diminué.

Pas de modifications du côté des mains, ni des genoux.

Le traitement est interrompu par le départ de la malade.

Observation X (Inédite)

Hôpital Laënnec. — Service du Pr Landouzy

Fièvre rhumatismale polyarticulaire aiguë. — Première attaque.

Juliette D..., 20 ans. — Broncho-pneumonie à l'âge de 4 ans.

Apparition brusque des douleurs le 14 janvier 1897 dans les genoux et les cous-de-pied. — Fièvre, sueurs, anorexie.

La malade entre à l'hôpital Laënnec le 17 janvier, avec tuméfaction douloureuse des diverses articulations, mais surtout des genoux et des cous-de-pied.

Impotence complète. Douleurs spontanées et provoquées extrêmement vives.

Le premier jour, la malade prend 5 grammes de salicylate de soude, puis on suspend le traitement interne et on applique les bains d'air chaud.

Disparition presque immédiate des douleurs et de la tuméfaction. La malade prit 6 *bains* et quitta l'hôpital 12 jours après son entrée absolument indemne de phénomènes douloureux.

Observation XI (Inédite)

Hôpital Laënnec. — Service du Pr Landouzy

Fièvre rhumatismale polyarticulaire aiguë.

Eugène L..., 32 ans. — Père goutteux, mère rhumatisante. Première attaque à l'âge de 17 ans, généralisée. Retour des accès à l'âge de 27 ans : ils sont alors fréquents et de durée variable. — La dernière crise qui a duré d'octobre 1896 à janvier 1897 a laissé derrière elle un état douloureux continu avec paroxysmes. C'est au cours d'un de ces paroxysmes (mai 1897) que le malade nous est confié. A ce moment, le membre supérieur gauche est le siège de douleurs extrêmement vives qui rendent toute espèce de mouvement impossible. La main est le siège d'une tuméfaction intense déterminant une déformation très remarquable. Les doigts sont légèrement fléchis. Il est impossible de leur imprimer aucun mouvement.

Le malade ressent en outre des douleurs spontanées augmentant la nuit et le privant de sommeil.

18 *bains*. Le traitement a été interrompu par divers incidents. Après le 3e bain, apparition de douleurs assez vives dans le pied droit : elles disparaissaient après deux bains sur le membre inférieur. On reprend alors le traitement du bras. L'amélioration se fait rapidement : la douleur, la tuméfaction diminuent, les mouvements redeviennent possibles quoique incomplètement. La douleur persiste en certains points, tels que les articulations phalango-phalanginiennes des doigts, la pointe de l'olécrane, l'acromion. La main a repris sa forme normale.

Après le 13e bain, retour de la douleur dans la main, avec petite tuméfaction au niveau de la racine de l'index et du médius. Le malade avoue s'être fait masser.

Après la 18e séance, le malade devant quitter Paris est obligé de suspendre le traitement. A ce moment, il n'est plus obligé de porter le bras en écharpe.

Il n'existe plus qu'un petit point douloureux sur l'olécrane. Les mouvements sont revenus. La flexion complète des doigts dans la main n'est pas encore possible, mais le malade peut se se servir de ses doigts pour un exercice exigeant une certaine souplesse, tel que celui de rouler un certain nombre de cigarettes de suite.

Observation XII (Inédite)

Hôpital Laënnec. — Service du Pr Landouzy

Rhumatisme blennorrhagique.

Émile G..., 25 ans, blennorrhagie en mai 1895. Un mois après, arthropathie douloureuse de la main gauche (salicylate de soude et bains sulfureux).

Les douleurs envahissent successivement l'épaule, le talon gauche, et après plusieurs alternatives d'amélioration et d'aggravation nécessitent l'entrée du malade à l'hôpital Laënnec où il fait un premier séjour de 3 mois. A cette époque il y avait de la talalgie très douloureuse avec impotence fonctionnelle complète. Atrophie musculaire manifeste malgré un épais pannicule graisseux sous-cutané.

Six séances d'électrisation sans résultat.

Le malade sort de l'hôpital légèrement amélioré.

Rechute en décembre 1896, et rentrée à l'hôpital.

A ce moment on constate une tuméfaction douloureuse de la main droite : doigts semi-fléchis. Flexion et extension complètes impossibles ainsi que les mouvements d'opposition. Douleurs vives.

Douleurs également dans l'épaule droite. Talalgie double empêchant la marche et la station debout.

3 *bains*. — Légère amélioration. Le malade demande la suspension du traitement. Reprise du traitement le 10 mars.

19 *bains*. — Amélioration lente : disparition de la tuméfaction douloureuse des doigts, diminution progressive de la douleur dans les genoux et de la talalgie. Le malade finit par pouvoir circuler sans canne et sans réveiller la douleur des talons.

Est revenu plusieurs fois à l'hôpital pour se faire électriser, marchant très bien.

Observation XIII

(Publiée par le Dr Chrétien)

Hôpital Laënnec. — Service du Pr Landouzy

Rhumatisme blennorrhagique.

Berthe B..., 16 ans, blennorrhagie suivie d'arthropathie des grandes articulations. La pression des bourses séreuses plantaires est très douloureuse, ce qui rend la marche excessivement pénible. La maladie se localise exclusivement dans le coude droit ; douleur, flexion à angle droit, impotence fonctionnelle.

Après 11 jours d'immobilisation sans résultat, on traite la malade par les bains d'air chaud sec.

Au bout de 3 séances, la douleur a complètement disparu ; les mouvements du coude ont repris toute leur étendue.

La réapparition de quelques phénomènes douloureux dans diverses articulations nécessite la continuation du traitement.

Au bout de 10 bains, la malade complètement guérie, quitte l'hôpital.

Observation XIV (Inédite)

Hôpital Laënnec. — Service du Pr Landouzy

Rhumatisme blennorrhagique.

C..., 32 ans, repasseuse. Rien dans les antécédents.

Au commencement d'avril 1898, blennorrhagie intense qui

força la malade à garder le lit huit jours. Brusquement éclata une douleur très vive au niveau du poignet droit. En quelques heures la main entière et le tiers inférieur de l'avant-bras présentaient un œdème considérable. Forte fièvre pendant une semaine.

La douleur, très vive, et l'œdème persistèrent jusqu'aux premiers jours de juillet. On la traite par le salicylate de soude, trois vésicatoires, 400 pointes de feu, et on lui appliqua à l'hôpital Lariboisière un appareil plâtré qu'on dut retirer au bout d'une dizaine de jours à cause des douleurs.

Elle arriva le 17 juillet à l'hôpital Laënnec présentant un œdème notable de toute la région du poignet droit. Vive douleur à la pression au niveau de l'articulation radio-carpienne. La main est immobilisée dans l'extension. Toutes les autres articulations sont indemnes.

16 *bains*. — Dès la 2e séance les douleurs ont disparu, et on peut imprimer quelques mouvements de flexion à la main.

Après le 9e bain l'œdème a disparu de même que la douleur spontanée et à la pression. Les mouvements du poignet sont presque totalement revenus. On peut fléchir les doigts à angle droit sans provoquer de douleur.

Après la 12e séance, la malade s'habille seule. Elle peut fléchir suffisamment la main pour presser le dynamomètre (voir le tableau II, p. 61). Elle amène 22 et 95 de la main gauche qui est saine. Depuis l'amélioration fait de rapides progrès.

Observation XV (Inédite)

Hôpital Laënnec. — Service de M. Hirtz

Rhumatisme blennorrhagique.

Marie T..., 19 ans, couturière. Rien à signaler dans les antécédents. Vers le 20 juillet 1898, blennorrhagie intense, et trois jours après la malade ressentait de vives douleurs sous la plante des pieds ; le lendemain les 2 poignets, les 2 genoux et les cous-de-pieds étaient envahis ; 40° de température. Au bout de 2 jours les douleurs se localisèrent aux genoux et au cou-de-pied gauche qui ne tardèrent pas à se tuméfier. La malade se soigna pendant 18 jours chez elle (salicylate, teinture d'iode et liniments divers, le tout sans résultat).

Le 4 août, elle se décide à entrer à l'hôpital Laënnec.

Le genou et le cou-de-pied gauche présentent une tuméfaction considérable, ils sont extrêmement douloureux et le moindre mouvement arrache des cris à la malade. Le genou droit a repris son volume normal et n'est plus douloureux, de même les poignets. La température est encore de 39°,5.

On immobilisa la jambe gauche dans une gouttière et on fit 4 applications successives de pointes de feu, puis on ordonna le traitement par l'air chaud.

32 *bains*. — Dès les premières séances, les douleurs se calmèrent. Après le 22e bain la malade put se lever et marcher en s'aidant d'une canne. Lorsqu'elle demanda à sortir, le genou était encore un peu gros mais il n'était plus douloureux et les mouvements étaient presque complètement rétablis.

Observation XVI (Inédite)

Hôpital Laënnec. — Service du Pr Landouzy

Rhumatisme blennorrhagique.

Lucien S..., 35 ans. Antécédents personnels : tumeur blanche du genou droit, enrayée avec semi-ankylose et atrophie musculaire considérable mais sans raccourcissement.

Blennorrhagies multiples. Au cours de la dernière (février 1896) sont apparues les premières manifestations articulaires.

D'abord généralisées, elles se localisent ensuite dans le coude droit qui reste ankylosé pendant 5 mois. Retour progressif *ad integrum*.

Apparition de phénomènes douloureux dans les articulations

tibio-tarsiennes et les talons en septembre 1896. Impotence relative (le malade ne marche qu'avec des béquilles).

Inefficacité de diverses thérapeutiques.

Entrée à l'hôpital Laënnec, le 2 mars 1897. Le malade a pris 28 *bains* d'air chaud. Diminution très rapide de la douleur ; après quelques bains le malade quitte ses béquilles et sa canne. Après la 17e séance le malade marche et reste debout pendant 3 heures consécutives sans ressentir ni douleur, ni fatigue.

Cependant persistance d'une douleur légère au niveau des malléoles du pied droit et du tendon d'Achille.

Observation XVII (Inédite)

Hôpital Laënnec. — Service du Pr Landouzy

Rhumatisme blennorrhagique.

Denis P..., 26 ans. Blennorrhagie en mai 1896.

Trois mois après, apparition des phénomènes douloureux dans les deux talons. Plusieurs crises successives, les genoux sont pris, et on traite le malade par le salicylate de soude et les bains sulfureux.

Entrée à l'hôpital Laënnec, le 2 janvier 1897. On constate des douleurs très vives dans les genoux et les talons, la flexion des genoux est impossible, la marche pénible.

18 *bains*. — Dès la 1re séance la douleur disparaît dans la jambe gauche, à tel point que le malade peut fléchir complètement le genou et toucher la région fessière avec son talon.

Les douleurs disparaissent complètement dans le membre inférieur gauche d'abord, qui peut être considéré comme guéri dès le 7e bain, puis dans le membre inférieur droit.

Le malade quitte l'hôpital complètement guéri, le 25 janvier 1897.

Observation XVIII

(Publiée par le Dr Chrétien)

Hôpital Laënnec. — Service du Pr Landouzy

Polyarthrite blennorrhagique. — Talalgie.

M..., 27 ans. Blennorrhagie intense, au 3e jour de laquelle, apparaissent dans le talon gauche de vives douleurs qui se généralisent ensuite au genou et au coude droits. Talalgie violente. Marche impossible.

Après le 2e bain la douleur a complètement disparu, dans le genou comme dans le talon, et le malade se promène tout l'après-midi. Après le 3e bain, le malade quitte spontanément l'hôpital.

Observation XIX (Inédite)

Hôpital Laënnec. — Service du Pr Landouzy

Arthrite et synovite blennorrhagiques.

Édouard C..., 27 ans, quatre blennorrhagies. Au cours de la dernière (février 1896) qui fut particulièrement intense et mal soignée, le malade éprouve des élancements dans les talons et la plante des pieds. Légère douleur dans les genoux. Impotence fonctionnelle, grande difficulté pour monter et descendre les escaliers.

Après des traitements très différents (bains sulfureux, massage, eaux d'Enghien, bains térébenthinés, acide salicylique, etc.) qui n'amènent qu'une amélioration passagère, les douleurs reprennent dans les orteils, les bourses séreuses plantaires et l'articulation tibio-tarsienne droite qui devient le siège d'une semi-ankylose avec impossibilité des mouvements de flexion et de rotation du pied sur la jambe.

57 *bains,* dans l'intervalle desquels le malade vaquait sans interruption à ses affaires (le traitement n'a été prolongé aussi longtemps que sur la demande expresse du malade, désireux de rendre sa guérison plus complète). Disparition progressive de la douleur plantaire et talonnière. Le malade peut se tenir debout et marcher sans trop de difficulté, puis monter les escaliers sans tenir la rampe, et marcher à grands pas en appuyant solidement les pieds sur le sol.

Après le 28e bain il monte une heure à bicyclette, ce qu'il n'avait pu faire depuis six mois. L'état général, très atteint au début du traitement, s'est très amélioré, et le malade pèse 132 livres, alors qu'auparavant il n'avait jamais dépassé 128 livres.

Deux mois après le dernier bain, nous avons revu le malade dont la guérison complète s'est maintenue.

Observation XX

(Publiée par le Dr Chrétien)

Hôpital Laënnec. — Service du Pr Landouzy

Arthrite infectieuse (blennorrhagique?) du poignet droit.

Louise J..., 36 ans. Blennorrhagies multiples mais lointaines.

La maladie actuelle, qui n'a coïncidé avec aucun accident uréthral, a débuté par une crise douloureuse polyarticulaire fébrile, sur laquelle le salicylate de soude a eu peu d'action. Le processus s'est ensuite localisé exclusivement dans le poignet et la main droite. Cette région est le siège d'un empâtement diffus, d'une tuméfaction intense, dure, violacée, peu douloureuse à la pression. Les mouvements des doigts sont à peine appréciables : ceux de flexion et d'extension de la main sur le poignet entièrement abolis. Légère atrophie de l'avant-bras. Cette arthropathie de nature en somme indéterminée, a résisté pendant trois mois à toute espèce de thérapeutique.

On essaie alors le traitement par l'air chaud.

Après le 8e bain, la tuméfaction a considérablement diminué ; les mouvements sont revenus dans les doigts et le poignet, de telle façon que le malade est capable de nous écrire une lettre de quatre pages véritablement calligraphiée.

Observation XXI

(Publiée par le Dr Chrétien)

Hôpital Laënnec. — Service du Pr Landouzy

Arthrite radio-palmaire aiguë goutteuse (?).

Maurice G..., 24 ans, étudiant en médecine, présente des antécédents héréditaires arthritiques (rhumatisme, goutte). Il a eu à 16 ans une première crise dans les orteils du pied gauche. Se présente à l'hôpital avec une tuméfaction rouge, chaude et douloureuse du poignet droit et de la main dont il est incapable de faire le moindre usage. Les doigts sont accolés, demi-fléchis, le bras tenu en écharpe.

Après un séjour de 10 minutes dans l'appareil, le malade commence à pouvoir remuer les doigts ; à la fin de la séance, dont la durée a été de 50 minutes, la douleur a complètement disparu ; la tuméfaction a diminué ; les mouvements sont faciles. Trois heures après, le malade joue du piano sans difficulté, et le lendemain il fait 30 kilomètres à bicyclette.

Trois jours après, la main gauche est le siège d'une légère douleur qui disparaît complètement et définitivement après une séance.

Observation XXII (prise en ville)

(Publiée par le Dr Chrétien)

Goutte.

X..., 42 ans. Arthritique. Attaques multiples de goutte franche ; a essayé de tous les traitements qui n'ont donné que des résultats incomplets et passagers.

Douleurs persistantes dans le gros orteil et les articulations métatarsiennes du pied droit, et dans le genou gauche. Marche gênée, douloureuse, quelquefois impossible. Tuméfaction et hypertrophie des articulations malades.

Les mensurations faites avant le traitement donnent pour le périmètre des articulations malades : genou droit, 37 centimètres ; genou gauche, 41 centimètres ; cou-de-pied droit, 27 centimètres ; cou-de-pied gauche, 25 centimètres.

Traitement par l'appareil Tallerman.

Disparition des douleurs dès le 1er bain ; elles reviennent un peu pour disparaître ensuite d'une façon définitive après 11 bains.

Retour des mouvements ; diminution de la tuméfaction du genou gauche et du cou-de-pied droit.

Les mensurations faites après le 6e bain ont donné : genou droit, 36 centimètres et demi ; genou gauche, 39 centimètres ; cou-de-pied droit, 25 centimètres ; cou-de-pied gauche, 24 centimètres et demi, soit une diminution de 2 centimètres pour le genou gauche et de 2 centimètres pour le cou-de-pied droit.

Le traitement avec le consentement du malade a été continué jusqu'au 48e bain, afin de juger de son influence sur l'élimination des sels urinaires et sur le retour ultérieur des accès.

En ce qui concerne les *urines,* l'élimination de l'acide urique, qui était de 0,57 centigrammes après le 4e bain, a augmenté ensuite progressivement pour atteindre 0,89 centigrammes après le 9e. Elle est ensuite revenue peu à peu à la normale et les différentes analyses faites au cours du traitement ont permis de fixer à 0,48 centigrammes la quantité d'acide urique éliminée chaque jour.

Quant aux accès, leur retour paraît avoir été prévenu, car malgré un voyage fatigant et prolongé, quatre mois après la suspension du traitement, la guérison s'était maintenue alors qu'antérieurement les accès étaient pour ainsi dire subintrants.

OBSERVATION XXIII (Inédite) (prise en ville)

Goutte.

Henri B..., 46 ans. Antécédents héréditaires : père et grand-père goutteux. — Antécédents personnels : 1re attaque de goutte à 24 ans. Depuis cette époque, 2 accès annuels au printemps et en automne. — Aggravation progressive des accès pendant 8 ans, puis état stationnaire pendant 14 ans. Les traitements suivis (Eaux minérales de Vittel et Chatel-Guyon, salicylate de soude, etc.) n'ont donné que des résultats incomplets et passagers.

Le traitement par l'air chaud a été appliqué pour la première fois (27 février 1897) au cours du dernier accès, dont le début remonte aux premiers jours de janvier 1897.

A l'examen, on constate de la douleur et de la tuméfaction au genou et au gros orteil gauches. La marche est difficile et n'est possible qu'avec des béquilles.

18 *bains :* atténuation progressive de la douleur, retour des mouvements. A partir du 11e bain, le traitement n'a été continué que sur la demande expresse du malade. On cesse le 17 mars. — Le malade, ayant quitté Paris pendant quelques jours et ayant ressenti un léger retour des douleurs, est revenu à Paris en prévision d'une crise qui a été enrayée par 2 bains.

OBSERVATION XXIV (Inédite)

Hôpital Laënnec. — Service du Pr LANDOUZY

Goutte.

Louise E..., 46 ans. — Début de la goutte en 1890. — Crises fréquentes. — Traitements divers (Eaux de Carlsbad, de Luchon, salicylate, colchique, liniments divers, etc.).

Application des bains d'air chaud en janvier 1897 au cours d'une crise dont le début remonte à 3 semaines.

Douleur subaiguë et tuméfaction des orteils, surtout du pied gauche.

5 *bains :* disparition de la douleur et de la tuméfaction qui a diminué de 1 centimètre et demi en 3 séances. — Retour des mouvements du pied et des orteils.

Le dernier jour du traitement une nouvelle crise ayant éclaté dans le pied droit, deux bains ont suffi pour enrayer l'évolution des accidents, la crise s'est arrêtée au bout de 24 heures.

Persistance de l'amélioration au bout de 2 mois.

Observation XXV (Inédite)

Hôpital Laënnec. — Service du Pr Landouzy

Goutte.

Albert I..., 58 ans. Antécédents héréditaires : goutte du côté maternel.

A eu son premier accès à 37 ans. Depuis cette époque, accès très fréquents de durée et d'intensité variables.

Malgré les traitements les plus divers, le malade n'est jamais arrivé à se débarrasser entièrement de ses douleurs qui siègent surtout dans le cou-de-pied et la cheville droite.

Désireux de savoir si le traitement par l'air chaud appliqué pendant quelque temps pourrait le dispenser du traitement interne continuel auquel il est soumis, il demande à faire une cure en quelque sorte préventive et commence les bains en dehors de tout accès.

Au bout d'un mois, après 18 séances et malgré la suspension complète de toute thérapeutique interne, les phénomènes douloureux ont complètement disparu.

Observation XXVI (Inédite)

Hôpital Laënnec. — Service du Pr Landouzy

Ulcères variqueux.

Yves D..., 59 ans, terrassier. C'est vers 50 ans qu'il s'aperçut qu'il avait des varices aux deux membres inférieurs.

En 1892, à la suite d'un traumatisme, il se forma au niveau de la jambe droite une ulcération qui dura 9 mois. Il fut hospitalisé pendant 3 mois à l'hôpital Laënnec, où après avoir essayé divers traitements, on lui fit une greffe épidermique. La guérison durait depuis 3 ans lorsqu'en 1896, il se fit une nouvelle ulcération sur l'emplacement de l'ancienne, elle ne s'est jamais cicatrisée et, au contraire, a toujours été en augmentant.

Il y a 6 mois, encore à la suite d'un traumatisme, second ulcère au niveau de la jambe gauche.

Lorsque le malade se présente à nous, on constate que les deux tiers inférieurs de la jambe gauche sont très œdématiés, surtout au niveau des malléoles. A l'union du tiers inférieur avec le tiers moyen sur la face antéro-interne de la jambe, on observe une ulcération ovalaire de 4 centimètres de haut sur 3 centimètres et demi de large. Profondeur d'environ 3 millimètres. Le fond présente un aspect jaunâtre, purulent, les bords sont taillés à pic et entourés d'une zone violacée et luisante.

La jambe droite présente également un œdème considérable dans toute sa moitié inférieure. Il existe un vaste ulcère de 5 centimètres sur 4 centimètres et demi à l'union du tiers inférieur avec le tiers moyen, face interne.

Depuis 15 jours, les douleurs sont très vives et le malade ne peut plus travailler. La marche est très pénible.

Nous prescrivons le repos absolu et les bains d'air chaud pour la jambe gauche, pansements humides boriqués pour la jambe droite.

17 *bains*, à la suite desquels l'ulcération de la jambe gauche est entièrement cicatrisée, alors que celle de la jambe droite a encore 4 centimètres et demi sur 3 centimètres et demi.

Les douleurs ont cédé dès les premières séances, des deux côtés, et le sommeil est revenu.

Observation XXVII (Inédite)

Hôpital Laënnec. — Service du Pr Landouzy

Ulcère de jambe datant de huit ans.

Pierre C..., 59 ans. Antécédents personnels: fièvre typhoïde à 16 ans, puis ostéopathie du tibia qui, d'après les renseignements fournis par le malade, paraît avoir été de l'ostéomyélite pour laquelle il a été opéré à différentes reprises.

Il a conservé sur la jambe gauche des foyers de suppuration qui se reproduisent fréquemment, laissant derrière eux des plaies dont la cicatrisation est des plus lentes.

C'est avec une ulcération de ce genre qu'il entre dans le service du Pr Landouzy; traitée d'abord par le repos et les pansements au sublimé, l'ulcération se modifie peu. Elle mesure encore 8 centimètres sur 7 quand on la soumet aux bains d'air chaud.

20 *bains*. — Diminution lente de l'ulcération. Elle est moins profonde et ne mesure plus que 6 centimètres sur 5 1/2 quand le malade demande à quitter l'hôpital.

Observation XXVIII (Inédite)

Hôpital Laënnec. — Service du Pr Landouzy

Ulcères de jambe.

Eugène C..., 40 ans, présente aux deux jambes des ulcérations paraissant en rapport avec un état variqueux très prononcé.

L'une siégeant à la jambe droite a débuté en 1894 à l'occasion d'une chute et ne s'est jamais complètement cicatrisée. La seconde siégeant à la jambe gauche a été occasionnée en juillet 1896, par un coup de pied de cheval.

Traitements les plus divers.

Le 16 avril 1897 le malade est soumis dans le service du Pr Landouzy aux bains d'air chaud.

L'ulcère de la jambe gauche seul est traité, tandis que sur celui de la jambe droite on continue comme auparavant les applications de compresses d'eau boriquée.

L'ulcère mesure à ce moment 3 centimètres sur 2.

10 *bains.* — Cicatrisation complète.

L'ulcère de la jambe droite s'est également cicatrisé, mais à son niveau la peau reste très mince et tout autour s'observe un bourrelet d'infitration œdémateuse.

Observation XXIX

(Publiée par le Dr Chrétien)

Hôpital Laënnec. — Service du Pr Landouzy

Sciatique.

Louis D..., 32 ans. Sciatique ayant débuté 2 mois auparavant, brusquement le matin au réveil ; rebelle à toute espèce de thérapeutique (chlorure de méthyle, vésicatoire, salicylate de soude, bains sulfureux, iodure). Marche impossible ; station debout très pénible. Points douloureux classiques. Signe de Lasègue.

3 *bains.* — Disparition complète de la douleur. Le malade sort de l'hôpital guéri.

Observation XXX

(Publiée par le Dr Chrétien)

Hôpital Laënnec. — Service du Pr Landouzy

Sciatique.

Louis C..., 38 ans. La maladie a débuté en 1890 à la suite d'un violent traumatisme de la face externe de la cuisse et de la fesse gauches. Les phénomènes douloureux ont reparu en avril 1896.

Douleur entrêmement vive au niveau de la grande échancrure sciatique, avec irradiations dans le mollet et la cheville. Douleur à la pression au niveau de l'articulation sacro-iliaque ; le toucher rectal ne révèle l'existence d'aucun néoplasme du petit bassin ; atrophie de la jambe gauche.

Application sans résultat de divers traitements : salicylate de soude à haute dose, siphonage, injections de chloroforme.

Le malade prend 5 bains. Sous leur influence les douleurs diminuent beaucoup mais ne disparaissent pas entièrement ; le malade est cependant capable de marcher, quoiqu'en boitant un peu. L'articulation sacro-iliaque reste douloureuse à la pression.

Légère récidive des phénomènes douloureux au bout de 15 jours.

Résultat incomplet qu'il faut rapprocher de la nature indéterminée et des caractères un peu particuliers de cette sciatique.

Observation XXXI (Inédite)

Hôpital Laënnec. — Service du Pr Landouzy

Entorse chronique.

Désirée M..., 52 ans, femme de ménage. — A la suite d'une chute dans un escalier (novembre 1896) tuméfaction intense du pied droit ; douleur très vive qui va en augmentant ; au bout de 8 jours impotence fonctionnelle complète.

9 *bains*. — Dès la 1re séance (mars 1897) la douleur disparaît et la tuméfaction diminue. Après le 5e bain la malade marche sans douleur.

Observation XXXII

(Publiée par le Dr Chrétien)

Hôpital Laënnec. — Service du Pr Landouzy

Contusion et entorse du coude droit.

Bernard L..,, 33 ans, se fait, en tombant de bicyclette, une contusion très forte du coude droit avec entorse.

Les mouvements étendus de flexion et d'extension de l'avant-bras sur le bras sont impossibles. Les mouvements des doigts réveillent une vive douleur dans l'articulation du coude. Impossibilité d'écrire. Impotence fonctionnelle.

Après la 2e séance, le malade écrit sans difficulté; après la troisième les mouvements des doigts n'éveillent plus de douleurs.

Observation XXXIII (Inédite) (prise en ville)

Vascularite syphilitique des membres inférieurs avec troubles trophiques vaso-moteurs et phénomènes douloureux.

Clément G..., 49 ans. Antécédents: variole en 1870, syphilis en 1881.

En 1891 apparition de crampes douloureuses dans le mollet droit, plus tard dans le gauche. La crampe apparaît après quelques minutes de marche, même modérée et disparaît par le repos. Quand la marche est très prolongée, à la chasse par exemple, le malade éprouve dans les orteils gauches une sensation d'engourdissement douloureux qu'il compare à l'onglée. Il suffit qu'il se déchausse et que le pied se refroidisse pour que cette sensation disparaisse.

A l'examen on constate que la peau des jambes, des pieds et

surtout des orteils est lisse, luisante, comme vernissée. Etat glabre de la jambe. Refroidissement du membre inférieur à partir du genou. Léger état variqueux superficiel surtout à droite. Abolition complète de la sudation. Taches pigmentées. Le mollet gauche est douloureux à la pression.

Légère induration des artères radiales.

25 *bains*. — L'application du traitement a été particulièrement difficile, le malade ne pouvant supporter, malgré un enveloppement complet du membre une température élevée. Au bout de 30 à 35 minutes la chaleur éveille dans les orteils une sensation tellement douloureuse qu'on est obligé d'arrêter le bain.

Néanmoins et malgré que le malade n'ait pu pendant le traitement garder le repos nécessaire les bains ont donné les résultats suivants :

Retour de la sudation sur la jambe et le dos du pied mais non sur les orteils. La peau a repris, excepté sur les orteils, sa coloration et sa souplesse normales.

La marche même assez rapide ou prolongée n'amène plus l'apparition de la crampe du mollet. Le malade accuse seulement quand il marche vite ou longtemps, ou quand il monte un escalier un peu haut, une sorte de courbature dans tout le membre inférieur, mais il reconnaît que le mollet est beaucoup moins douloureux à la pression. La douleur siège dans la profondeur et occupe à peine la surface d'une pièce de deux francs.

Ainsi qu'on en peut juger par les observations qui précèdent les effets obtenus à l'aide de l'appareil Tallerman méritaient d'être signalés. Ils sont d'autant plus intéressants que dans la majorité des cas, il s'agit de maladies chroniques et d'affections réputées incurables contre lesquelles toutes les médications connues avaient été employées sans résultat. Nous nous croyons donc autorisé à dire que les bains d'air sec surchauffé employés d'après le procédé que nous venons de décrire réalisent un progrès considérable dans l'emploi thérapeutique de la chaleur, et sont appelés à rendre les plus grands services aux médecins et aux chirurgiens.

APPAREIL DU PROFESSEUR FEDOR KRAUSE

Le Pr Krause, convaincu de l'efficacité du traitement par l'air surchauffé, mais trouvant l'appareil de Tallerman trop compliqué et surtout trop coûteux, s'est attaché à construire un appareil du même genre, mais dont la simplicité et le bon marché devaient permettre d'en généraliser l'emploi. Il semble avoir réussi dans ses recherches, car il obtient, nous dit-il, et fait supporter aux malades des températures atteignant 140°.

Voici, d'après une conférence qu'il fit à la *Société médicale de Hambourg* (19 avril 1898), la description de l'appareil de Krause :

La partie du membre à soigner repose dans un cylindre de carton d'amiante, entouré d'une carcasse de fil de fer pour assurer sa rigidité. Des bandes de gaze soutiennent le membre de façon qu'il soit suspendu dans le cylindre sans toucher le fond ni les parois. Une étoffe imperméable, qui supporte très bien la chaleur, recouvre le châssis de fil de fer et on la lie au-dessus et au-dessous de l'articulation à traiter. C'est cette étoffe qui obture les deux bouts du cylindre. — L'air chaud est produit et amené dans l'appareil au moyen de la cheminée du lit de sudation de Quincke qui s'adapte dans un tuyau en métal que porte le cylindre. A l'orifice de ce tuyau est adaptée une petite boîte en carton d'amiante, percée sur les côtés seulement de petits trous qui sont eux-mêmes recouverts d'une feuille d'amiante, de telle sorte que l'air chaud ne peut pénétrer qu'indirectement dans l'appareil, on évite ainsi son contact immédiat avec la peau du malade. — Un thermomètre est fixé dans le cylindre. — Quand la chaleur devient trop forte, il suffit de retirer la cheminée du tuyau qui l'a fait communiquer avec l'appareil.

Pour maintenir l'air sec, Krause a pourvu à l'évaporation de la sueur au moyen d'un mécanisme très simple, dit-il, mais qu'il ne nous indique pas.

Les effets obtenus sont ceux que nous avons décrits: accroissement considérable de la circulation sous-cutanée et de la transpiration; disparition de la douleur « soit instantanément, soit peu après »; « en même temps que les mouvements des membres deviennent plus libres, et que la sensation de faiblesse disparaît ou diminue ».

Krause a employé son appareil dans les cas suivants: rhumatismes articulaires, arthrites déformantes, rhumatismes blennorrhagiques, contusions, subluxations, fractures, hydarthroses; contre la goutte, le pied plat, etc.

Il signale aussi un cas surprenant de guérison rapide d'un psoriasis à une jambe traitée pour une autre affection.

« Bien des fois, dit-il, nous avons été stupéfait de voir que deux ou trois applications de notre appareil produisaient des effets que plusieurs années d'un autre traitement n'avaient pas été capables de produire. »

Comme on le voit, ces résultats concordent tout à fait avec ceux que nous avons obtenus.

APPAREIL DE FRANK BETZ

Signalons enfin un autre appareil, basé toujours sur le même principe, qui a été construit récemment en Amérique par Frank S. Betz, et avec lequel on pourrait atteindre et faire supporter au malade une température de 450° Fahrenheit, soit 250° centigrades (?). Cet appareil est utilisé comme ceux que nous venons de décrire, contre les rhumatismes aigus et chroniques ; la goutte, les arthrites, les varices, les ulcères. Il aurait également donné des succès dans des cas de néphrite. Nous nous bornons à mentionner le fait, n'ayant pas de documents suffisants pour nous prononcer sur la valeur de cet appareil.

CONCLUSIONS

1° La Chaleur est un des plus puissants moyens dont dispose la Thérapeutique ;

2° Elle agit en activant considérablement la circulation et en provoquant une diaphorèse abondante.

3° Elle a une action remarquable sur tous les phénomènes douloureux.

4° De tous les traitements basés sur l'emploi de la chaleur, le bain d'air sec local est celui qui donne les meilleurs résultats, parce que c'est celui qui permet d'employer les plus hautes températures ;

5° Les bains locaux d'air sec surchauffé trouvent leur application dans un grand nombre d'affections aiguës et dans un plus grand nombre encore d'affections subaiguës et chroniques, où ils réussissent mieux que les médications usitées jusqu'à ce jour.

6° L'appareil de Tallerman est à l'heure actuelle le plus parfait pour l'emploi de cette thermothérapie ; celui de Krause paraît également donner de très bons résultats.

BIBLIOGRAPHIE

ANSIAUX. — De l'influence de la température chez les animaux à sang chaud. Travaux du laboratoire de Vienne, 1890.

BERNARD (Cl.). — Leçons sur la chaleur animale, sur les effets de la chaleur et sur la fièvre. Paris, 1876.

CHRÉTIEN (E.). — Des bains locaux d'air sec chaud. *Presse méd.*, 26 décembre 1896.

DEMARQUAY (J.-N.). — Art. Chaleur. *Dict. Jaccoud.*

DUVAL (M.). — Cours de physiologie.

FRÉDÉRICQ (L.). — Sur la régulation de la température chez les animaux à sang chaud. *Arch. de biologie de Beneden,* 1882.

GOSSE (père). — Du bain turc modifié par l'emploi du calorique rayonnant. Genève, 1865.

GUYOT (J.). — Traité de l'incubation et de son influence thérapeutique. Paris, 1840, in-8.

KRAUSE (F.). — *Munch. med. Woch.*, 17 mai 1898.

KULTYSIEWICZ. — Des bains russes ou slaves. *Thèse de doct.*, Strasbourg, 1846.

LASÈGUE (Ch.). — Des bains chauds. *Arch. gén. de médecine,* 1874, et *Semaine médicale,* 1882.

LAUDERER. — Bains de sable en Orient. *Gazette des hôp.*, 1858.

LAVIEILLE. — *Annales d'hydrologie,* t. XXX.

LIVIERATO (P.). — *Arch. ital. de biol.*, XXIII.

MAYOR (de Lausanne). — De la localisation des bains et de l'application du froid et de la chaleur sur les diverses parties du corps humain. Lausanne, 1844.

MANQUAT (A.). — Traité de thérapeutique.

ORÉ. — Art. Bains. *Dict. Jaccoud.*

POLOZOW (J.-J.). — De l'influence du bain russe sur l'homme sain. *Thèse,* Saint-Pétersbourg, 1893.

RICHET (A.). — De l'emploi du froid et de la chaleur dans le traitement des affections chirurgicales. *Thèse d'agrégation,* Paris, 1847.

RICHET (Ch.). — La chaleur animale. 1890.

ROBIN (A.). — Traité de thérapeutique appliquée.

SCHREIBER (J.). — Sur quelques agents thérapeutiques nouveaux. *Berlin. klin. Woch.,* n° 37, p. 603, 14 septembre 1885.

SEGUIN. — Bons effets des bains de vapeur dans le traitement des maladies articulaires chroniques. *Journal des connaissances médico-chirurgicales,* 1840.

SHADWELL. — The Tallerman treatment. Baillière, 1898.

TARDIVEL. — Art. Bains. *Dict. Dechambre.*

TROUSSEAU et PIDOUX. — Traité de thérapeutique.

WILLETT. — *Clinical Journal,* 31 mai 1894 : On the therapeutic action and uses of the localized applications of dry air heated to high temperature in certain classe of surgical affections.

TABLE DES MATIÈRES

CHAPITRE VI

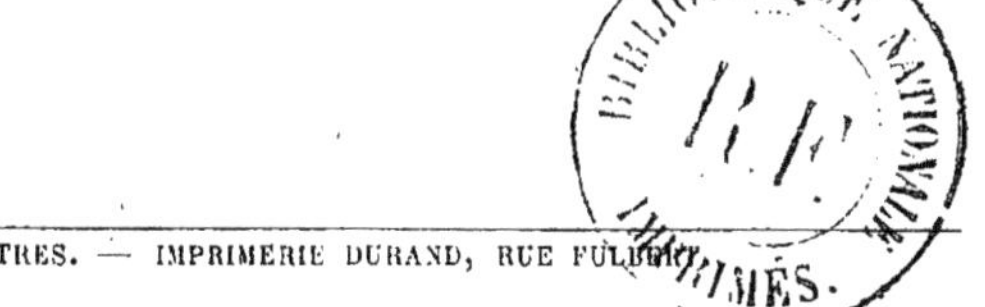

CHARTRES. — IMPRIMERIE DURAND, RUE FULBERT.

www.ingramcontent.com/pod-product-compliance
Ingram Content Group UK Ltd.
Pitfield, Milton Keynes, MK11 3LW, UK
UKHW021550260726
13993UKWH00002B/756